权威·前沿·原创

皮书系列为
"十二五""十三五"国家重点图书出版规划项目

U0299121

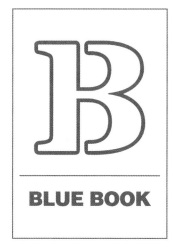

BLUE BOOK

智 库 成 果 出 版 与 传 播 平 台

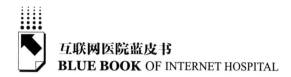

互联网医院蓝皮书

BLUE BOOK OF INTERNET HOSPITAL

中国互联网医院发展报告（2021）

ANNUAL REPORT ON DEVELOPMENT OF CHINA INTERNET HOSPITAL (2021)

中国医学科学院医学信息研究所 / 研创

主 编 / 池 慧 李亚子 郭珉江

社会科学文献出版社

SOCIAL SCIENCES ACADEMIC PRESS（CHINA）

图书在版编目（CIP）数据

中国互联网医院发展报告. 2021/池慧，李亚子，
郭珉江主编. -- 北京：社会科学文献出版社，2021.12
　（互联网医院蓝皮书）
　ISBN 978 - 7 - 5201 - 9241 - 5

　Ⅰ. ①中… 　Ⅱ. ①池… ②李… ③郭… 　Ⅲ. ①互联网
络 - 应用 - 医院 - 研究报告 - 中国 - 2021 　Ⅳ.
①R197. 324

中国版本图书馆 CIP 数据核字（2021）第 213854 号

互联网医院蓝皮书
中国互联网医院发展报告（2021）

主　　编／池　慧　李亚子　郭珉江

出 版 人／王利民
组稿编辑／周　丽
责任编辑／张丽丽
文稿编辑／李小琪　王楠楠　王小翠
责任印制／王京美

出　　版／社会科学文献出版社·城市和绿色发展分社（010）59367143
　　　　　地址：北京市北三环中路甲 29 号院华龙大厦　邮编：100029
　　　　　网址：www. ssap. com. cn
发　　行／市场营销中心（010）59367081　59367083
印　　装／天津千鹤文化传播有限公司

规　　格／开　本：787mm × 1092mm　1/16
　　　　　印　张：15. 75　字　数：233 千字
版　　次／2021 年 12 月第 1 版　2021 年 12 月第 1 次印刷
书　　号／ISBN 978 - 7 - 5201 - 9241 - 5
定　　价／128. 00 元

本书如有印装质量问题，请与读者服务中心（010 - 59367028）联系

互联网医院蓝皮书编委会

主编简介

池　慧　毕业于原北京医科大学（现北京大学医学部）医学专业，现任中国医学科学院医学信息研究所所长、研究员。长期从事医学和生物医学工程相关信息研究工作，参与国家政府部门规划及政策研究。组织编写《医改蓝皮书：中国医改发展报告（2020）》《中国医疗器械创新力发展报告》《全球人工智能创新力发展报告》等。中国人民政治协商会议第十一届、第十二届、第十三届委员，中国经济社会理事会理事，中国生物医学工程学会副理事长兼秘书长。

李亚子　中国科学院情报学博士，中国医学科学院医学信息研究所健康与医疗保障研究中心主任、研究员。长期参与国家医疗卫生行业信息化规划及国家卫生信息标准规范研究，组织完成国家新农合跨省就医直接结算系统、国家基本公共卫生服务项目管理信息系统等多个国家级卫生信息系统建设，发表研究论文40余篇，主要研究方向为卫生信息化、医疗保障等。主持国家社科基金、国家卫生健康委、科技部等课题研究项目30余项。

郭珉江　中国人民大学社会保障学博士，中国医学科学院医学信息研究所健康与医疗保障信息研究室主任、副研究员。长期参与国家医疗卫生领域信息化规划及政策研究，主持国家卫生健康委、国家医疗保障局、中国医学科学院等相关课题研究项目10余项，发表研究论文30余篇，主要研究方向为医疗卫生信息化、互联网医疗、医疗保障等。

摘　要

本书重点分析了我国互联网医院的发展历程以及 2020 年互联网医院的发展现状、运营模式、面临的问题和发展趋势。本书认为，新冠肺炎疫情的流行给互联网医院带来重要的发展机遇，各级各类互联网医院数量快速增长，并呈现东部地区、单体互联网医院占比较大等特点。各省份积极出台政策，鼓励依托互联网医院开展互联网咨询、复诊服务，并将合理的互联网诊疗项目纳入医保支付范围。可以说，互联网医院在保障减少人群聚集和人员接触的基础上，为满足人民群众必要的看病就医需求提供了重要手段。本书同时指出，当前互联网医院的发展也面临诸多问题和挑战，互联网医院在区域间、医院间均存在发展不平衡、业务模式较单一等问题，线上服务与线下服务的整合也存在不足，患者使用率仍处于较低水平。随着疫情防控进入常态化阶段，互联网医院应该迈向"系统规划、需求导向、创新引领、多方融合"的科学发展道路，以助力"健康中国 2030"国家战略实施为目标，成为推进分级诊疗、优化医疗资源配置、完善全流程全周期健康管理的有机载体。对于互联网医院的发展前景，本书认为，无论是从政策导向还是从患者需求来看，互联网医院作为发展互联网医疗服务相关业务的载体和新基础设施，在开拓发展线上医疗服务市场的过程中，起到了关键的基础性作用，在未来有很大的发展空间。但从国家政策来看，互联网医院依托实体医疗机构发展的方向在短期内不会发生太大变化，面临的监管会更加全面、严格。互联网医院应该关注线上线下服务的衔接和融合，打破线上线下服务壁垒，发挥互联网诊疗和互联网医院与传统医院服务模式相比所具有的高效、便

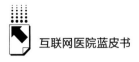

捷、个性化等优势，从满足患者就医需求、提供更加方便服务的角度，开辟更加丰富多元的发展道路。

关键词： 互联网医院 "互联网＋"医疗健康 健康中国

目　录

Ⅰ　总报告

Ⅱ　专题篇

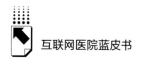
皮书数据库阅读**使用指南**

总 报 告

General Report

B.1

2020年中国互联网医院发展报告

中国医学科学院医学信息研究所[*]

摘　要： 　2014年以来，党和政府高度重视"互联网＋"医疗健康的发展，相继出台多项推进和规范"互联网＋"医疗健康发展的政策制度，为互联网医院的发展提供了土壤。2020年，新冠

---

* 执笔人：池慧，中国医学科学院医学信息研究所所长，研究员，主要研究方向为医学情报学；李亚子，情报学博士，中国医学科学院医学信息研究所健康与医疗保障研究中心主任，研究员，主要研究方向为卫生信息化、医疗保障等；郭珉江，社会保障学博士，中国医学科学院医学信息研究所健康与医疗保障信息研究室主任，副研究员，主要研究方向为医疗卫生信息化、互联网医疗、医疗保障等；姜骁桐，中国医学科学院医学信息研究所研究实习员，主要研究方向为药物政策、药物经济学、"互联网＋"药学信息化等；刘阳(大)，中国医学科学院医学信息研究所助理研究员，主要研究方向为卫生政策、医疗保障、互联网医疗等；刘阳(小)，中国医学科学院医学信息研究所研究实习员，主要研究方向为医疗保障、公共卫生；陆春吉，中国医学科学院医学信息研究所助理研究员，主要研究方向为卫生信息化；彭博，中国医学科学院医学信息研究所研究实习员，主要研究方向为卫生政策、医疗保障、基层卫生；叶媛，中国医学科学院医学信息研究所研究实习员，主要研究方向为医疗保障、基本公卫；章迟，中国医学科学院医学信息研究所研究实习员，主要研究方向为卫生政策、医疗保障、合理用药；郑见立，中国医学科学院医学信息研究所助理研究员，主要研究方向为卫生信息标准、基层卫生信息化。

肺炎疫情突袭而至，人民群众对互联网医疗的需求显著提升，卫生健康行政主管部门鼓励医疗机构通过互联网的方式为患者提供相关医疗服务，医保部门也将部分互联网诊疗项目纳入医保支付范围，互联网医院的发展进入快车道，互联网医院的规模明显扩大，服务模式初步建立，为满足患者实际就医需求发挥了重要作用。疫情防控时期，互联网医院的发展受供需双方的影响，仍面临较大风险，发展不平衡、模式单一的现象较突出。应进一步完善互联网医院政策体系，厘清不同类型互联网医院发展定位，构建互联网医院成熟、稳定的发展模式，借助互联网医院的合理规范发展提升医药卫生系统的整体绩效。

关键词：　互联网医院　"互联网＋"医疗健康　医药卫生系统

一　2020年中国互联网医院发展态势及现状

互联网对社会经济各个领域的渗透正在日益加深，在促进产业转型升级、公共服务优化和社会管理效率提升等方面发挥着越来越重要的作用。2015年，《国务院关于积极推进"互联网＋"行动的指导意见》（国发〔2015〕40号）[①] 发布，为形成"互联网＋"发展新格局奠定了基础。"推广在线医疗卫生新模式"作为"互联网＋"益民服务的重要内容，在近年来得以快速发展。在线预约、诊疗、医嘱、报告查询、健康管理等覆盖诊前、诊中、诊后各个阶段的医疗卫生服务模式层出不穷，为优化医疗资源配置，满足多层次、个性化医疗卫生服务需求提供了丰富手段，也为促进健康

[①] 《国务院关于积极推进"互联网＋"行动的指导意见》，中国政府网，2015年7月4日，http://www.gov.cn/zhengce/content/2015－07/04/content_10002.htm。

服务业发展注入了强劲动力，据统计，近年来我国互联网医疗行业始终保持年复合增长率30%以上，互联网在线医疗服务市场规模有望在2026年达到2000亿元。①

随着国家卫生健康委员会、国家中医药管理局《关于印发互联网诊疗管理办法（试行）等3个文件的通知》（国卫医发〔2018〕25号）等文件的正式出台，互联网医院作为在线医疗服务的重要提供主体逐渐从试点走向推广，并在2020年新冠肺炎疫情的影响下实现了跨越式发展，缓解了满足患者就诊购药医疗服务需求的压力。公开数据显示，疫情发生后，国家卫健委委属管医院互联网诊疗人次同比增长了17倍，第三方的互联网诊疗咨询增长了20多倍。特别是线上处方流转增长了近10倍，②截至2020年10月底，30个省（区、市）已经建立了互联网医疗服务监管平台。③

互联网医疗服务数量激增是多年来政策激励、服务模式变革和技术创新等多方面彼此交织、相互刺激下的必然结果。早在2001年，卫生部就出台了《卫生部关于印发〈互联网医疗卫生信息服务办法〉的通知》（卫办发〔2001〕3号），并于2009年更新为《互联网医疗保健信息服务管理办法》（中华人民共和国卫生部令第66号），主要聚焦于医疗卫生领域的互联网信息服务。2009年新医改的启动，促进了各级医疗卫生机构信息系统以及区域卫生信息平台快速发展，"十二五"末期，电子健康档案、电子病历两大核心医疗数据库初步建成，医院内部信息系统互联互通初步实现，为基于互联网提供更深层次的医疗服务储备了丰富的医疗信息"生产资料"，自2014年起，陆续出现预约挂号、在线咨询、在线购药、健康管理等多种模式的"互联网＋"医疗服务。随着2015年《国务院办公厅关于推进分级诊疗制

---

① 《36氪研究院｜2020年中国互联网医疗研究报告》，36kr网站，2020年4月23日，https://36kr.com/p/676303112844290。
② 林晓晨：《微医凭什么配得上"数字医疗第一股"》，《中国中小企业》2021年第4期。
③ 《国家卫健委介绍"十三五"卫生健康改革发展情况》，中新网，2020年10月27日，https://www.chinanews.com/shipin/spfts/20201027/3084.shtml。

度建设的指导意见》（国办发〔2015〕70号）的出台，分级诊疗制度建设进一步推进，以医联体、医共体、专科联盟和远程医疗等形式为代表的分级诊疗模式广泛推广，以互联网为载体的医疗服务成为在这些模式下促进优质医疗资源流动、助力分级诊疗制度落地的重要手段，结合健康医疗大数据、医学人工智能等新兴技术优势，互联网医疗服务的形式和边界不断拓展。在多种因素推动下，2014～2016年以互联网为核心的医疗服务地方探索和资本投入出现了双高潮，然而由于支付等配套措施滞后、处方外流，大量试点并未得到大规模常态化应用。

2018年，国务院办公厅印发《关于促进"互联网+医疗健康"发展的意见》（国办发〔2018〕26号），从健全"互联网+医疗健康"服务体系、完善"互联网+医疗健康"支撑体系、加强行业监管和安全保障三个方面提出了指导意见，开启了互联网医疗规范化发展的新阶段。[1] 同年7月，国家卫生健康委员会和国家中医药管理局组织制定了《互联网诊疗管理办法（试行）》《互联网医院管理办法（试行）》《远程医疗服务管理规范（试行）》3个文件[2]，为各地建设互联网医院提供了切实可行的操作依据。与此同时，广大人民群众的信息素养快速提升，第47次《中国互联网络发展状况统计报告》显示，截至2020年12月，中国互联网拥有9.89亿网民，在线医疗用户规模达2.15亿[3]，人们对于基于互联网的医疗服务的接受意愿和水平日益提升。新冠肺炎疫情发生后，与互联网医院相关的医保支付、定点管理、药品管理、财务管理等配套政策纷纷出台，政策体系日益完善，医疗机构管理者、医务人员、患者对其接受程度和重视程度明显提升，行业发展逐步进入常态化。

---

[1] 《国务院办公厅关于促进"互联网+医疗健康"发展的意见》，中国政府网，2018年4月28日，http://www.gov.cn/zhengce/content/2018-04/28/content_5286645.htm。

[2] 《关于印发互联网诊疗管理办法（试行）等3个文件的通知》，国家中医药管理局网站，2018年9月17日，http://bgs.satcm.gov.cn/zhengcewenjian/2018-09-17/7909.html。

[3] 《第47次〈中国互联网络发展状况统计报告〉》，国家互联网信息办公室网站，2021年2月3日，http://www.cac.gov.cn/2021-02/03/c_1613923423079314.htm。

（一）互联网医院相关概念的演变

相比于"互联网医院"这一概念，"远程医疗"（telemedicine）／"远程保健"（telehealth）概念出现得更早。美国卫生资源与服务管理局（Health Resources and Services Administration，HRSA）认为，"远程医疗"是指"以远距离传输医疗服务、医学信息或医学教育为目的的技术使用"。[1] 澳大利业远程保健协会（Australian Telehealth Society，ATHS）对"远程保健"的定义是：利用信息和通信技术对远距离医疗保健服务和相关流程的赋能。[2] 与此同时，国外相关法律法规以及医疗保险支付政策对"远程医疗"的概念进行进一步明确，如《加利福尼亚商业和职业守则》（California Business and Professions Code Section）2290.5（a）（6）规定，"远程医疗"意味着当患者与医疗服务提供者在不同地点时，通过信息和通信技术提供医疗服务和公共卫生服务从而优化诊断、咨询、治疗、教育、护理管理和患者自我管理的模式，包括实时和非实时的交互方式。美国亚利桑那州医疗补助计划规定，远程医疗是指通过实时视频或存储转发方式提供诊疗、诊断和咨询的服务。截至 2019 年底，美国已有 43 个州的医疗补助（Medicaid）计划对"远程医疗"进行了明确定义。[3] 从以上概念可以发现，国外远程医疗行业组织给出的定义侧重于服务途径描述，即通过信息技术提供服务，对服务内容界定相对宽泛，基本包含了利用信息手段向本地以外患者提供医疗卫生相关服务的所有模式。而政府层面的定义更强调服务内容特点，如明确的服务类型（诊疗、咨询等）以及服务交互方式（实时、非实时等）。

我国于 2014 年出台《国家卫生计生委关于推进医疗机构远程服务的意见》（国卫医发〔2014〕51 号），首次对"远程医疗服务"进行明确定义，该意见指

---

① Health Resources and Services Administration，"What Is Telehealth?"，https：//www. hrsa. gov/rural – health/telehealth/what – is – telehealth，20 October. 2021.

② Australian Telehealth Society（ATHS），http：//www. aths. org. au.

③ Center for Connected Health Policy，"State Telehealth Medicaid Fee-For-Service Policy：A Historical Analysis of Telehealth：2013 – 2019"，Jan. 2020.

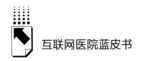
出，远程医疗服务是一方医疗机构（简称邀请方）邀请其他医疗机构（简称受邀方）运用通信、计算机及网络技术，为本医疗机构诊疗患者提供技术支持的医疗活动。① 这一定义与国外"远程医疗"定义的最大的不同在于，远程医疗服务受邀方与邀请方均被限定为"医疗机构"，且服务对象为远程医疗服务邀请方机构的患者，为后续出台相应的管理办法与支付政策提供了基础依据。

"互联网＋"的兴起带动了与此相关的医疗卫生服务模式变革。"互联网医院""互联网医疗""互联网诊疗"等概念相继出现，在相当长的时间内被业界同时使用，其本质均是以互联网为载体提供的医疗相关服务，不同发展时期其概念的内涵也有所差异。2013 年之前，基于互联网的医疗卫生服务以非就诊过程的辅助信息服务为主，如健康科普、医疗资源查询等，这一阶段缺乏明确的定义，较为公认的概念为《互联网医疗保健信息服务管理办法》规定的互联网医疗保健信息服务概念，主要指通过开办医疗卫生机构网站、预防保健知识网站或者在综合网站设立预防保健类频道向上网用户提供医疗保健信息的服务活动。2014～2016 年，以互联网为载体的医疗服务开始深入就诊流程，如预约挂号、缴费支付、健康咨询等，统称为"互联网医疗"，提供服务的主体通常被命名为"互联网医院""网络医院""云医院"等，行业和学界对此领域的关注出现高潮。由于缺乏相关法律法规支撑，这一时期的定义主要来自学者，更多的是服务形式的描述，而非服务内容的界定。如方鹏骞等人认为互联网医疗是指由医疗机构和具有医疗资质的人员通过通信、计算机等信息化手段提供的一定范围内的医疗卫生服务，它是网络信息技术在医疗领域的新应用②；郭珉江、胡红濮认为互联网医疗是指在政策法规允许的条件下，运用系统思维整合具有医疗服务能力的各类资源，以互联网技术为主要载体向居民提供与诊疗活动相关的一系列服务的一种创新形式，其实质是利用互联网的共享交互特性为医疗服务供需双

① 《国家卫生计生委关于推进医疗机构远程服务的意见》，中国政府网，2014 年 8 月 29 日，http://www.nhc.gov.cn/yzygj/s3593g/201408/f7cbfe331e78410fb43d9b4c61c4e4bd.shtml。
② 方鹏骞、谢俏丽、胡天天：《论互联网与医疗服务的关系》，《中国卫生政策研究》2016 年第 1 期。

方提供资源配置效率最大化、健康管理流程闭环化的医疗服务形态。①

经历了2016～2018年的短暂冷静期，2018年以互联网为载体的医疗卫生服务开始进入规范化管理阶段，国务院办公厅印发的《关于促进"互联网＋医疗健康"发展的意见》（国办发〔2018〕26号）中多次出现"互联网医院"、"互联网诊疗"和"互联网医疗"等概念，但其内涵已相对清晰，"互联网医院"主要界定在"服务提供方"范畴，医疗机构可以使用"互联网医院"作为第二名称，在实体医院基础上，运用互联网技术提供安全适宜的医疗服务，允许在线开展部分常见病、慢性病复诊。医师掌握患者病历资料后，允许在线开具部分常见病、慢性病处方。"互联网诊疗"主要界定在"服务内容"范畴，既可以由实体医院提供也可以由依托实体医院建立的互联网医院提供，并"逐步将符合条件的互联网诊疗服务纳入医保支付范围，建立费用分担机制"，但须"确保医疗健康服务质量和安全"。"互联网医疗"主要界定在"服务形式"范畴，通常以"互联网医疗服务"形式出现，泛指通过互联网提供的医疗服务。在此基础上，《互联网诊疗管理办法（试行）》《互联网医院管理办法（试行）》《远程医疗服务管理规范（试行）》3个文件进一步明确了"互联网医院""互联网诊疗""远程医疗服务"的概念。文件规定，互联网诊疗是指医疗机构利用在本机构注册的医师，通过互联网等信息技术开展部分常见病、慢性病复诊和"互联网＋"家庭医生签约服务；互联网医院是实体医疗机构自行或者与第三方机构合作搭建信息平台，使用在本机构和其他医疗机构注册的医师开展互联网诊疗活动的医疗机构；远程医疗服务包括由邀请方和受邀方直接开展的远程医疗服务以及通过远程医疗服务平台开展的远程医疗服务。② 至此，以"互联网医院"为提供方，以"互联网诊疗"和"远程医疗"为主要服务内容的概念框架基本形成，各个概念的逻辑关系如图1所示。

① 郭珉江、胡红濮：《基于资源整合视角的互联网医疗模式分析及分级诊疗作用机制探讨》，《中国卫生经济》2016年第12期。
② 《关于印发互联网诊疗管理办法（试行）等3个文件的通知》，国家中医药管理局网站，2018年9月17日，http：//bgs. satcm. gov. cn/zhengcewenjian/2018 - 09 - 17/7909. html。

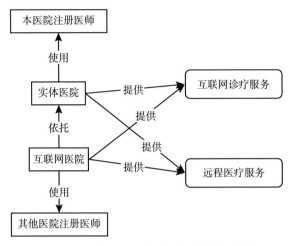

图1 基于互联网的医疗服务相关概念逻辑关系

资料来源：根据《关于印发互联网诊疗管理办法（试行）等3个文件的通知》制作。

（二）2020年新冠肺炎疫情影响下互联网医院发展态势

1. 互联网医院数量激增，实体医院自建型互联网医院占比提高

为满足新冠肺炎疫情发生后人民群众看病就医的需求，国家卫生健康委、国家医疗保障局等相关部门先后出台相关政策文件，鼓励医疗机构通过互联网医院的形式在线上为患者提供咨询服务以及常见病、多发病的诊疗服务，因此，2020年互联网医院数量呈现迅速增长的态势，增长速度显著超过往年水平。同时，从新成立的互联网医院的类型来看，实体医院自建型互联网医院占比明显提高，与多由企业主导建立的独立设置型互联网医院的数量差距进一步拉大。

2. 服务内容从咨询问诊向多方位丰富拓展

随着互联网医院的增多以及互联网医院类型、业务方向的多元化，互联网医院的服务项目不断丰富。互联网医院设立之初，服务项目主要集中于咨询、问诊服务，目前更多的互联网医院已提供不同科室和病种的常见病、多发病复诊服务。专科互联网医院也将专科互联网服务向纵深发展，打造集咨询、问诊、随访、康复、健康教育等于一体的专科健康管理服务，进一步发挥互联网医院的专科运营优势。

3. 互联网诊疗纳入医保突破政策瓶颈

随着《国家医疗保障局关于完善"互联网＋"医疗服务价格和医保支付政策的指导意见》（医保发〔2019〕47 号）正式出台，"互联网＋"医疗服务项目正式被明确纳入医保支付范围。① 2020 年，《国家医疗保障局关于积极推进"互联网＋"医疗服务医保支付工作的指导意见》（医保发〔2020〕45 号）正式出台，明确了参保人在本统筹地区"互联网＋"医疗服务定点医疗机构复诊并开具处方发生的诊察费和药品费，可以按照统筹地区医保规定支付。②"互联网＋"医疗服务的医保支付政策取得实质性突破，对于打通互联网医院服务"最后一公里"、促进互联网医院的发展具有关键推动作用。

4. 多方发力助推互联网医院建设应用规范发展

随着互联网医院建设的快速推进，与此相关的监管政策和技术支撑得以迅速推开。一是加强互联网医院精细化管理，《关于做好公立医疗机构"互联网＋医疗服务"项目技术规范及财务管理工作的通知》（国卫财务函〔2020〕202 号）明确了全国统一的 10 项"互联网＋医疗服务"项目，规范了医疗机构开展相关服务的收费行为。③ 二是深化互联网医院服务内涵，《关于深入推进"互联网＋医疗健康""五个一"服务行动的通知》（国卫规划发〔2020〕22 号）从共享服务、融合服务、结算服务、政务服务、抗疫服务五个方面对互联网医院服务内容提出了要求。④ 三是加快互联网医院支撑技术发展。各地普遍建立起"互联网医院监管平台"，医保电子凭证、医疗机构、医师、护士电子证照等线上医患身份认证广泛应用，为提升互联网医院信用体系建设提供了良好基础。

① 《国家医疗保障局关于完善"互联网＋"医疗服务价格和医保支付政策的指导意见》，国家医疗保障局网站，2019 年 8 月 30 日，http：//www. nhsa. gov. cn/art/2019/8/30/art_ 37_ 1707. html。
② 《国家医疗保障局关于积极推进"互联网＋"医疗服务医保支付工作的指导意见》，国家医疗保障局网站，2020 年 11 月 2 日，http：//www. nhsa. gov. cn/art/2020/11/2/art_ 37_ 3801. html。
③ 《关于做好公立医疗机构"互联网＋医疗服务"项目技术规范及财务管理工作的通知》，国家卫生健康委员会网站，2020 年 5 月 13 日，http：//www. nhc. gov. cn/cms － search/xxgk/getManuscriptXxgk. htm？ id＝43367d28fc7544db855e218f9b26f137。
④ 《关于深入推进"互联网＋医疗健康""五个一"服务行动的通知》，中国政府网，2020 年 12 月 4 日，http：//www. gov. cn/zhengce/zhengceku/2020 － 12/10/content_ 5568777. htm。

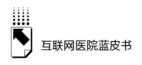
（三）2020年互联网医院发展现状

1. 供给规模

（1）数量分布情况

截至2020年12月底，行业内已获批资质、通过监管和挂牌运行的互联网医院达到995家。2018年国务院办公厅发布《关于促进"互联网＋医疗健康"发展的意见》（国办发〔2018〕26号），确定了互联网医疗的行业地位。随着相关政策的大力推动和不断完善，2019年和2020年互联网医院进入加速建设期，尤其在2020年疫情防控时期，为满足疫情防控需求，减少外出就医人群聚集和交叉感染的风险，互联网远程在线咨询、问诊、复诊和购药等医疗服务需求得到快速释放，促进了大众对互联网医院认知度的提升和使用习惯的培养。互联网医院的建设数量大幅增加，2020年全国新增互联网医院占互联网医院总数的50%以上，有效分流了线下医院的就诊压力，互联网医院的优势进一步凸显（见图2）。

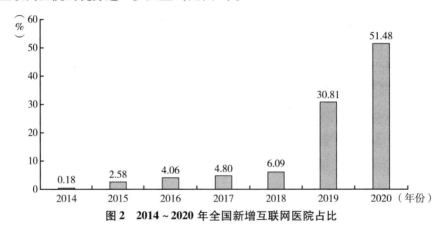

图2 2014～2020年全国新增互联网医院占比

资料来源：各地卫健委、医疗机构官网，医疗机构官微，互联网医院App平台等。

（2）地区分布情况

由于各地社会经济发展水平、医疗卫生资源配置、医疗技术水平以及卫生信息化发展水平不尽相同，各地互联网医院建设和发展速度有较大差异。2014～2015年，互联网医院多集中在广东、浙江、天津等东部沿海省

（市），随着互联网医院逐步由沿海城市向内陆城市、由东部地区向西部地区、由点到面发展，截至2020年12月底，除北京、西藏外，其他29个省（区、市）均有互联网医院覆盖（见图3～图5）。

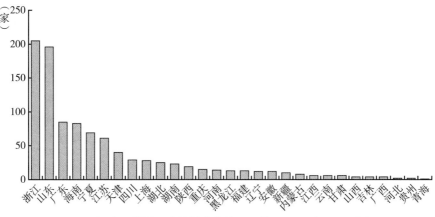

图3　各地互联网医院数量分布情况（截至2020年12月底）

资料来源：各地卫健委、医疗机构官网，医疗机构官微，互联网医院App平台等。

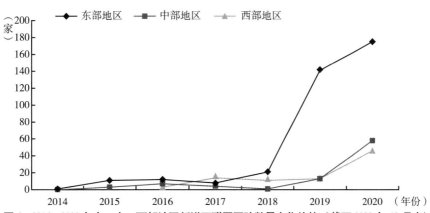

图4　2014～2020年东、中、西部地区新增互联网医院数量变化趋势（截至2020年12月底）

注：图中数据为挂牌时间已明确的542家互联网医院信息。

资料来源：各地卫健委、医疗机构官网，医疗机构官微，互联网医院App平台等。

从地区分布来看，截至2020年12月底，东部、中部和西部地区的互联网医院数量分别为725家（72.9%）、101家（10.2%）和169家（17.0%）。互联网医院多集中在东部和南部沿海地区，尤其是浙江、山东、广东、海南、

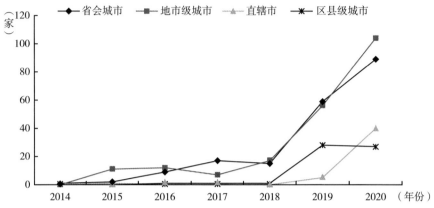

图 5　2014~2020 年各类型城市新增互联网医院数量变化趋势（截至 2020 年 12 月底）

注：图中数据为挂牌时间和所在城市已明确的 503 家互联网医院信息。
资料来源：各地卫健委、医疗机构官网，医疗机构官微，互联网医院 App 平台等。

江苏等地，互联网医院建设时间较早且数量增长较快。除宁夏回族自治区外，中部和西部地区互联网医院建设时间相对较晚且增长速度较缓慢。这与各地互联网医院早期探索的实践基础有一定关系。

从城市类型来看，截至 2020 年 12 月底，直辖市、省会城市、地市级城市和区县级城市的互联网医院数量分别是 82 家、337 家、408 家和 127 家。[①] 互联网医院多集中在省会城市、直辖市和地市级城市，发展最早且发展速度较快，尤其是 2019 年和 2020 年互联网医院数量增速最快，区县级城市互联网医院发展较缓慢。

（3）建设模式

根据 2018 年 7 月由国家卫生健康委员会和国家中医药管理局联合发布的《互联网医院管理办法（试行）》，互联网医院包括实体医疗机构加挂第二名称的互联网医院和依托实体医疗机构独立设置的互联网医院两种存在形式。[②] 本报告将前者简称为"实体医院型互联网医院"，后者简称为"独

[①]　由于数据可获得性不同，有些互联网医院不能确定所在城市类型以及建设模式，因此数据的总数不全是 995 家，本报告图下的备注中也已注明。

[②]　《关于印发互联网诊疗管理办法（试行）等 3 个文件的通知》，国家中医药管理局网站，2018 年 9 月 17 日，http：//bgs. satcm. gov. cn/zhengcewenjian/2018 - 09 - 17/7909. html。

立设置型互联网医院"。从各地互联网医院的两类主导方占比来看，截至2020年12月底，实体医院型互联网医院占比达到79.9%（795家），独立设置型互联网医院占20.1%（200家）。实体医院型互联网医院在2019年和2020年的增速较快，独立设置型互联网医院的增速相对缓慢。

2020年5月，李克强总理在政府工作报告中提出加强新型基础设施建设，新基建已经上升到国家战略层面，搭建互联网医院发展成为实体医院"互联网＋医疗健康"的重要基础设施。从地区分布来看，两种形式的互联网医院均集中在东部地区，主要分布在省会城市、直辖市和地市级城市。绝大多数省市以实体医院型互联网医院为主，比如上海、广州等一线城市以及浙江、江苏等东部沿海地区，当地社会经济发展水平、优质医疗资源和卫生信息化水平较高，当地医疗机构有能力和积极性主导建设互联网医院。山东、四川等地虽然以实体医院型互联网医院为主，但也兼顾独立设置型互联网医院的协同发展。宁夏和海南两地以独立设置型互联网医院为主，当地优质的医疗卫生资源配置紧张，需要通过互联网医院引入优质专家等医疗资源，加之两地对企业开办互联网医院均持较为开放的态度，促进了独立设置型互联网医院的发展，主要代表性企业包括"好大夫""微医"等。

从互联网医院依托实体医院的等级和类型来看，截至2020年12月底，三级医院居多，有540家，其次是二级医院，有213家，二者在2019年和2020年呈快速增长趋势。医院类型以综合医院为主，有562家，在2019年和2020年呈快速增长趋势，专科医院和中医医院占比较低且增速较缓，分别有87家和82家，专科医院主要为儿童医院、妇产医院、心血管疾病医院、肿瘤医院等专科医院。由于三级和二级的综合类医院诊疗服务量大、医疗技术水平高、优质卫生资源集中且服务类型多样，主导建设互联网医院有利于满足医院个性化发展需求和分级诊疗的落实（见图6～图10）。

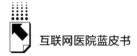

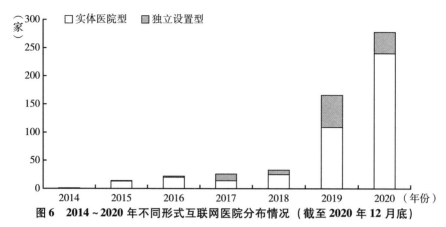

图6 2014～2020年不同形式互联网医院分布情况（截至2020年12月底）

注：图中数据为已明确挂牌时间的540家互联网医院信息。

资料来源：各地卫健委、医疗机构官网，医疗机构官微，互联网医院App平台等。

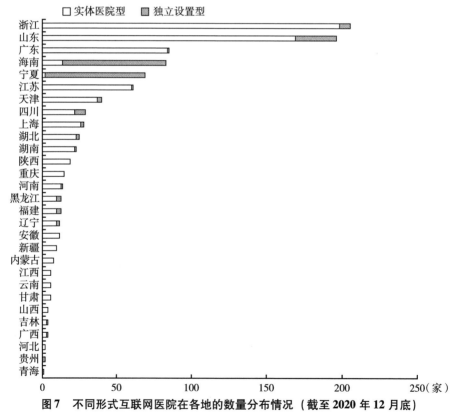

图7 不同形式互联网医院在各地的数量分布情况（截至2020年12月底）

资料来源：各地卫健委、医疗机构官网，医疗机构官微，互联网医院App平台等。

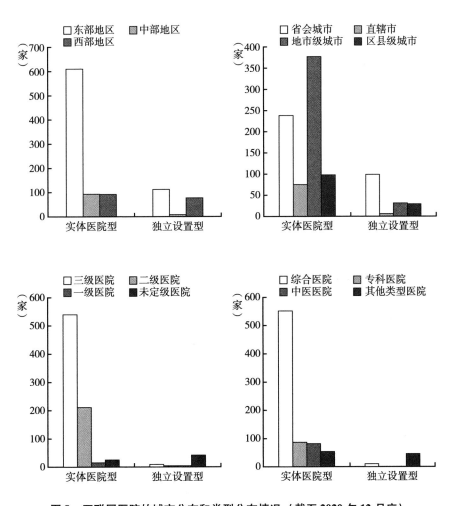

图8 互联网医院的城市分布和类型分布情况（截至2020年12月底）

注：由于数据可获得性不同，有些互联网医院不能确定所在城市类型以及建设模式，因此几个数据的总数不全是995家。

资料来源：各地卫健委、医疗机构官网，医疗机构官微，互联网医院App平台等。

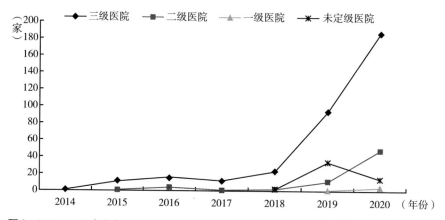

图9 2014~2020年依托不同级别实体医院的互联网医院发展趋势（截至2020年12月底）

注：图中数据为已明确挂牌时间和机构级别的467家互联网医院信息。
资料来源：各地卫健委、医疗机构官网，医疗机构官微，互联网医院App平台等。

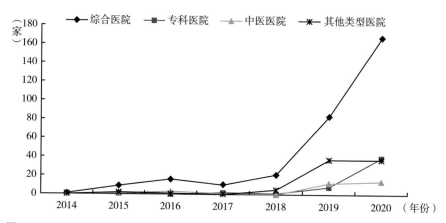

图10 2014~2020年依托不同类型实体医院的互联网医院发展趋势（截至2020年12月底）

注：图中数据为已明确挂牌时间和机构类型的471家互联网医院信息。
资料来源：各地卫健委、医疗机构官网，医疗机构官微，互联网医院App平台等。

2. 服务项目

互联网医院提供的线上服务项目需符合国家和本省的"互联网＋医疗服务"项目技术规范，《关于做好公立医疗机构"互联网＋医疗服务"项目技术规范及财务管理工作的通知》（国卫财务函〔2020〕202号）明确了全国统一的10项"互联网＋医疗服务"项目，并规定除这10项"互联网＋

医疗服务"项目外，医疗机构新增的"互联网＋医疗服务"项目须经省级卫生健康行政部门确认并公布。① 在此基础上，由医疗保障部门对各服务项目进行价格管理。本报告综合各地医保局出台的"互联网＋"医疗服务收费政策，按照主要收费服务项目和其他项目两类分析当前我国互联网医院开展的医疗服务项目情况。

（1）主要"互联网＋"医疗服务收费项目

医疗保障部门参与指导规定"互联网＋"医疗服务项目价格。非营利性医院医疗服务项目价格由医疗保障部门直接定价或对项目收费标准的上限给予限制，按项目进行管理，营利性医疗机构可自行设立医疗服务项目，实行市场调节价格。从各地医保部门发布的已设置收费项目来看，医保部门已制定的"互联网＋"医疗服务项目主要包括互联网复诊、远程会诊、远程诊断、远程监测，其中部分地区还设立了互联网心理咨询项目，本报告根据互联网心理咨询项目的性质将其同互联网复诊归为互联网诊察项目下。各地医保局设立的"互联网＋"医疗服务项目在数量上存在一定差异性，设立数量最多的省（区、市）为湖南、海南、甘肃，设立4类项目；其次为内蒙古、浙江、福建、山东、重庆、四川、青海、宁夏，设立3类项目；山西、吉林、江苏、江西、陕西，设立2类项目；西藏尚未设立互联网医院，也未印发"互联网＋"医疗服务项目，详见表1。

表1　各省（区、市）医保部门已制定的"互联网＋"医疗服务项目情况

序号	省（区、市）	互联网诊察		远程会诊	远程诊断	远程监测	立项合计
		互联网复诊	心理咨询				
1	北京	√	×	×	×	×	1
2	天津	√	×	×	×	×	1
3	河北	√	×	×	×	×	1
4	山西	√	×	√	×	×	2

---

① 《关于做好公立医疗机构"互联网＋医疗服务"项目技术规范及财务管理工作的通知》，国家卫生健康委员会网站，2020年5月13日，http：//www.nhc.gov.cn/cms－search/xxgk/getManuscriptXxgk.htm？id＝43367d28fc7544db855e218f9b26f137。

序号	省 （区、市）	互联网诊察		远程会诊	远程诊断	远程监测	立项合计
		互联网复诊	心理咨询				
5	内蒙古	√	×	√	×	√	3
6	辽宁	√	×	×	×	×	1
7	吉林	√	×	√	×	×	2
8	黑龙江	√	×	×	×	×	1
9	上海	√	×	×	×	×	1
10	江苏	√	×	√	×	×	2
11	浙江	√	×	√	×	√	3
12	安徽	√	×	×	×	×	1
13	福建	√	×	√	√	×	3
14	江西	√	×	√	×	×	2
15	山东	√	×	√	×	√	3
16	河南	√	×	×	×	×	1
17	湖北	√	×	×	×	×	1
18	湖南	√	√	√	×	√	4
19	广东	√	×	×	×	×	1
20	广西	√	×	×	×	×	1
21	海南	√	×	√	√	√	4
22	重庆	√	×	√	×	√	3
23	四川	√	×	√	×	√	3
24	贵州	√	×	×	×	×	1
25	云南	√	×	×	×	×	1
26	西藏	×	×	×	×	×	0
27	陕西	√	×	√	×	×	2
28	甘肃	√	√	√	×	√	4
29	青海	√	×	√	×	√	3
30	宁夏	√	×	√	×	√	3
31	新疆	√	×	×	×	×	1

注："√"表示已立项，"×"表示未通过公开文件明确已立项。

资料来源：各省（区、市）医保局官网政策文件。

①互联网复诊

互联网复诊是互联网医院最为基础的医疗服务，根据政策规定，目前互联网医院只能进行互联网医疗复诊服务，由具有 3 年以上独立临床工作经验的医师通过远程视频语音直接向患者提供常见病、慢性病复诊诊疗服务；在线询问病史，听取患者主诉，查看检验检查结果等相关医疗图文信息，记录病情，提供诊疗建议，如提供治疗方案或开具处方。互联网医院需根据开展业务内容确定诊疗科目，诊疗科目不能超出所依托的实体医疗机构诊疗科目范围。截至 2020 年底，30 个省（区、市）的医保部门均设立了互联网复诊项目（西藏自治区除外）。互联网复诊按次收费，项目价格普遍按照相应等级公立医疗机构线下普通门诊医事服务费标准执行，医保按照相应医院等级普通门诊医事服务费医保报销政策执行。

②互联网心理咨询

互联网心理咨询指精神心理医生（心理咨询师、心理治疗师）通过远程医疗服务平台，运用精神心理学的技术，对咨询者提出的自身心理不适或心理障碍问题进行解答。双方通过语言、文字等交流媒介，一起找出原因，运用专业技术，设计个体化心理咨询方案，以提高咨询者心理韧性、适应能力，改善其人际关系，增进身心健康。截至 2020 年底，湖南、甘肃 2 个省份设立了互联网心理咨询服务项目。互联网心理咨询按次收费，由医疗机构自主定价。

③远程会诊

远程会诊指邀请方和受邀方医疗机构依托双方互联网（远程）会诊中心通过视频实时、同步交互方式开展的会诊诊疗活动。邀请方收集并上传患者完整的病历资料（包含病史、临床、实验室检查和影像学检查、治疗经过等）至互联网（远程）医疗服务平台，受邀方依据会诊需求至约定时间在线讨论患者病情，受邀方将诊疗意见告知邀请方，出具由相关医务人员签名的诊疗意见报告。邀请方根据患者临床资料，参考受邀方的诊疗意见，决定诊断与治疗方案。截至 2020 年，共有 16 个省（区、市）医保局设立了远程会诊服务项目，这些项目主要集中在西部和东部地区。远程会诊按照学科数量不同可分为远程单学科会诊、远程多学科会诊。远程会诊按次收费，项目主要依据医疗机构级别或医师职称高低两种方式定价，多学科会诊价格普遍高于单学科会诊价格，部分省（区、市）多学科会诊定价标准为每增

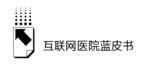

加一个学科加收一定金额费用，如内蒙古、浙江等；部分省（区、市）多学科会诊定价标准为固定金额，如江苏、重庆等。部分省（区、市）允许在受邀方为省（区、市）外乃至境外医院的情况下，由医疗机构自主定价，增加定价弹性。

④远程诊断

远程诊断指邀请方医疗机构与受邀方医疗机构运用信息化技术，对较为复杂的并超过本医疗机构诊断能力的影像、病理、心电图等进行诊断，由邀请方医疗机构将患者信息及临床资料传给受邀方，受邀方医疗机构符合资质规定的人员按规定完成诊断报告并签名后反馈给邀请方医疗机构。截至2020年，福建、海南2个省份医保部门设立了远程诊断服务项目。远程诊断按次收费，根据医疗机构级别的高低对项目进行定价，值得一提的是，福建省三所本省医疗"创双高"医院、副省级及以上人民政府引进的高水平医院邀请的省外或境外专家进行远程诊断的服务项目，由医院自主定价，以增加灵活性。

⑤远程监测

远程监测指通过带有远程监测功能的监测仪器等，利用无线网络将监测数据收集传输到相应的数据信息处理中心，专业医师根据有关数据判断仪器的工作状态，提供分析或指导服务，如确定患者到医院程控和随访的时间。主要包含胎心监测、起搏器监测、除颤仪监测、心电监测等。截至2020年，共有10个省（区、市）医保局设立了远程监测服务项目，这些项目主要集中在西部地区。远程监测的计价单位各地存在明显差异，以按次收费与按日收费为主，如浙江、海南、四川、宁夏按次收费，内蒙古、湖南、青海、甘肃按日收费，山东按小时收费，重庆实行按日与按次两种方式混合收费。

（2）其他服务项目

①预约挂号

随着时代的进步，互联网预约挂号逐步替代现场挂号和电话挂号等传统挂号方式，成为互联网医院最为核心的诊前服务内容。一般实体医院型互联网医院只提供本医院医师号源，不同科室医师号源更为充足；平台整合型互联网医院可提供平台合作的所有医疗机构医师号源，可选择性较大，方便患者按需选择不同类型模式进行预约挂号，双方各有竞争力。

②在线咨询

在线咨询为互联网医院最为常见的服务项目之一，在线咨询与在线问诊的差别为，在线咨询只能提供相关参考建议，不能提供治疗方案和开具处方。患者可选择平台、App、小程序等模式自由选择提供咨询服务的各大医院或各大平台医师。明确咨询科室，选择想咨询的医师；选择与医师的沟通方式，可选择图文、视频或电话等多种形式；与医师进行沟通，结束后可针对医师完成咨询评价。受新冠肺炎疫情的影响，在线咨询量激增，一些互联网医院平台通过人工智能辅助问诊，根据患者需求为患者提供24小时在线人工智能咨询服务。定价方面，非营利医院开通的咨询项目为免费服务项目，营利性医疗机构以营利为目的，在线咨询项目根据市场调节价自行设立价格。据调查，北京协和医院于2020年2月开通线上咨询，截至2020年10月31日，807名医务人员（医生、护士、药师）完成130770例线上咨询，其中发热咨询6625人次，专科咨询124145人次。[①]

③药品流通

对于患者而言，药品流通为互联网诊疗最后一个环节。实际上药品流通包含处方流转与药品配送两个环节。处方流转通过互联网医院建立处方流转平台，将处方信息与药品零售消费信息互联互通、实时共享，为患者自由选择药品配送方式提供信息通道。药品配送服务方由互联网医院实体医疗机构、第三方药品配送企业或定点零售药店组成，方便患者选择。患者可凭互联网医院开具的处方在该互联网医院实体医疗机构调配取药、委托第三方机构配送或至零售药店取药，形成从医到药的整体闭环链。

④健康管理

目前互联网医院基本开放健康养生、科普宣教等健康领域的科学知识功

---

① 《北京协和医院：互联网线上诊疗"新模式"》，"健康界"搜狐号，2020年12月10日，https://www.sohu.com/a/437466049_139908。

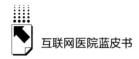

能，方便患者获得权威知识，以及部分开放家庭医生签约管理功能，促进医患双向、及时沟通。研究表明，以互联网为载体进行的健康教育，能够打破时间与空间的限制，方便患者在任意时间、地点参与学习，及时纠正自己对待疾病的错误做法，让医护人员对患者真正做到全程监护、全程督导、全程参与治疗，增加患者信任，不同程度地提高患者对健康知识的认知水平，帮助患者养成良好的生活习惯等，提高患者的依从性和治愈率。[①]

⑤费用结算

目前，关于互联网医院服务项目定价，各地医保、卫健部门仍在探索阶段，全国绝大多数互联网医院服务项目与医保支付方的协议尚未完成，患者在互联网医院产生的费用需要患者自费买单。全国仅有少数几个省市将互联网医院服务项目纳入医保支付，如上海市规定互联网医院复诊项目线上与线下的医疗服务实行同等支付政策，执行相同的医保目录、医保支付类别和支付标准。如黑龙江省在疫情防控时期将互联网医院复诊项目临时纳入医保，线上与线下同等支付标准。值得注意的是，2020 年 12 月 30 日，国家医疗保障局出台了《医疗机构医疗保障定点管理暂行办法》和《零售药店医疗保障定点管理暂行办法》，规定互联网医院与所依托的实体定点医疗机构签订协议并报统筹地区医保经办机构备案后，其提供服务产生的符合规定的相关费用由统筹地区医保经办机构与定点医疗机构结算。[②] 该政策于 2021 年 2 月 1 日起施行，可以预测医保对互联网医院的发展会产生重要影响，互联网医院将正式进入医保时代。

3. 监管体系

医院的监管体系是一项复杂的系统工程，对于传统的公立实体医院来说，其核心对接部门为各级卫生健康委员会的医政医管部门，负责拟订公立医院运行监管、绩效评价和考核方面的制度，以及拟订有关医疗机构及医务

① 黄红萍、于闿：《互联网医院在门诊肺结核患者健康教育中的应用》，《中国现代应用药学》2019 年第 9 期。

② 《医疗机构医疗保障定点管理暂行办法》，国家医疗保障局网站，2021 年 1 月 8 日，http：//www.nhsa.gov.cn/art/2021/1/8/art_ 37_ 4243. html。

人员、医疗技术应用、医疗质量和安全、医疗服务以及行风建设等方面的行业管理政策规范和标准，并监督其实施等工作。各级医保部门负责对医院医保患者诊疗行为的合理性进行监督和审核。

从目前国家层面出台的关于互联网医院的文件来看，互联网医院与实体医院的本质区别主要表现为执业方式不同。实体医院有固定的执业场所，互联网医院在互联网上提供医疗服务，其他的不同点都是从这条本质区别延伸形成的。作为一种新的医疗服务提供方式，其监管方式也存在一定差异。互联网医院的监管由于其天然的互联网属性，有监管的优势，也有互联网带来的监管难点。优势主要表现在数据可实时产生、汇集、监测、预警，强化了医疗服务事中监管；难点主要表现在以下几个方面：一是医学是一个复杂的学科，出于医疗安全的考虑，"互联网＋"医疗服务的范围仅限于部分常见病、慢性病复诊；二是患者的隐私、信息的安全问题；三是医疗质量的问题；四是医患沟通的问题；五是处方的合理性问题；六是医务人员的执业资格问题，以及所有的诊疗记录留痕问题。

基于这些优势和难点，形成了如下互联网医院监管体系：事前对互联网医院进行准入评估；事后各卫健部门依托省级互联网医疗监管服务平台采集辖区内互联网医院的医疗服务提供情况，监测医师诊疗行为、处方开具、医务人员执业管理及患者隐私安全等，医保部门对医保患者的费用合规性进行审核。

（1）互联网医院监管平台建设情况

2014年10月，全国首家获得卫生计生部门许可的网络医院——广东省网络医院在广东省第二人民医院正式上线启用。[1] 2015年12月，自全国首家真正意义上的互联网医院——乌镇互联网医院成立以来，[2] 全国各地建立了大量的互联网医院。为促进我国互联网医疗的健康可持续发展，2018年7

---

[1] 《广东省网络医院经批准正式上线运行》，广东省第二人民医院网站，2014年10月27日，http://www.gd2h.com/news/yydt/a_101354.html。

[2] 《互联网＋助推分级医疗 全国首家互联网医院落户乌镇》，人民政协网站，2015年12月10日，http://www.rmzxb.com.cn/c/2015-12-10/646073.shtml。

月，国家卫生健康委员会和国家中医药管理局联合印发了《关于印发互联网诊疗管理办法（试行）等3个文件的通知》，其中《互联网医院管理办法（试行）》（以下简称《管理办法》）首次对互联网医院医疗服务监管平台的建设提出了要求："实施互联网医院准入前，省级卫生健康行政部门应当建立省级互联网医疗服务监管平台，与互联网医院信息平台对接，实现实时监管。"①《管理办法》出台之前建立的互联网医院，如果所在省（区、市）没有建立省级监管平台，或者建立了省级监管平台，但互联网医院没有与之对接的，均只能算开展互联网医疗服务，不能认为其是互联网医院。《管理办法》明确了省级卫生健康委与互联网医院登记机关通过省级监管平台，共同对辖区内互联网医院实施监管，主要监管互联网医院的医务人员资格、诊疗行为、处方开具、患者隐私保护等内容。截至2020年底，已有30个省（区、市）建立了省级监管平台。

从各地建设实践来看，监管平台主要包括互联网医疗监管模式和"互联网医疗服务＋监管"整合模式两种，后者在前者基础上通过提供区域互联网诊疗服务功能强化了事中监管的同步性。四川省互联网医疗监管平台于2018年12月20日率先上线，平台主要涉及注册备案服务、监督管理服务和动态监测等服务，以及医疗机构监管、医务人员监管、处方监管、医疗行为监管和社会评价等5个监管点。该平台通过建立在线备案机制进行互联网医院的准入管理，实现了针对互联网医院、医务人员及诊疗行为的综合监管，可对备案异常信息和未备案信息实时预警；通过数字身份认证技术，确保互联网诊疗服务记录的真实性、不可抵赖性和合法性，对没有经过身份认证或数字签名的信息实时预警；通过对接互联网医院信息服务平台，对开展互联网医疗过程中产生的所有数据全程留痕、可追溯、可查询，包括审核线上医务人员资质、追踪不合规在线诊疗行为、分析网络诊疗服务数据等，并

---

① 《关于印发互联网诊疗管理办法（试行）等3个文件的通知》，国家中医药管理局网站，2018年9月17日，http：//bgs.satcm.gov.cn/zhengcewenjian/2018－09－17/7909.html。

对不合规处方、不规范服务实时预警。① 银川市互联网医院监管平台是最早上线的市级监管平台，后代行省级监管平台功能。其监管体系从事前监管、事中控制、事后分析等维度进行监控。② 浙江省互联网医院平台是"服务＋监管"一体化共享平台。监管平台主要功能包括：一是互联网医疗机构及开展的诊疗科目监管，对开展互联网诊疗的医疗机构及其在线诊疗业务范围进行监管；二是医务人员在线资质监管，确保在线提供诊疗服务的医务人员资质合法；三是处方监管，对在线开具的处方进行事前、事中、事后全面监管；四是诊疗服务内容监管，对在线提供的诊疗服务进行全方位、全过程监管，通过系统设置规则，分析违规诊疗行为，及时预警，保障医疗安全；五是服务质量监管，通过用户满意度评价对服务质量进行监管。③

从互联网医院与监管平台的联通方式来看，当前以 API（Application Program Interface，应用程序接口）接入和 SaaS（Software-as-a-Service，软件即服务）化两种方式为主。银川互联网医疗服务监管平台以 API 接入为主，实时监管互联网诊疗平台各医疗机构备案信息的合规性，包括医院和医务人员资质等 17 项指标。实时监控在线诊疗、处方开具、转诊等诊疗行为中的核心业务，实时管控处方书写规则、大额处方、超量处方、毒麻药精神药品限制等 46 项指标，其中有 41 项指标可实现自动预警，5 项指标需人工干预。运用大数据技术实时监管在线问诊、药品配送、病历书写等环节，在监管平台上，多维度的诊疗行为均被纳入实时监测分析中。这种 API 接入方式可以适用于任何互联网医院，但是成本较高，因为每个互联网医院的业务和数据不统一，后续维护成本很高。SaaS 化模式是目前各省比较认可的一种模式，平台化，维护成本低。山东、浙江和河北等地省级监管平台上线后，辖区内互联网医院可通过在线注册、认证、审批的方式接入，无须独自开发各自的互联网医院诊疗信息系统，对于已经开发或想开发独立的互联网诊疗信

① 邓勇、毛云鹏：《四川省互联网医疗服务监管平台建设及思考》，《中国卫生质量管理》2020 年第 3 期。
② 连漪、陈群：《银川 拉起互联网医院监管网》，《中国卫生》2018 年第 6 期。
③ 胡斌春、杨丹：《浙江"互联网＋护理服务"的实践与探讨》，《护理与康复》2021 年第 4 期。

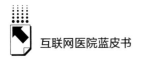

息系统的互联网医院，也支持通过 API 接入的形式对互联网医院进行监管。

（2）互联网医院的准入评估

①国家层面互联网医院的准入要求

根据《关于印发互联网诊疗管理办法（试行）等 3 个文件的通知》，互联网医院准入需具备以下基本要求：一是互联网医院必须依托实体医疗机构；二是如果实体医疗机构仅使用本机构注册的医师开展互联网诊疗服务，申不申请互联网作为第二名称均可，但如果还使用其他机构注册的医师开展互联网诊疗服务，则应当申请将互联网医院作为其第二名称；三是各省卫生健康委在实施互联网医院准入前，应当建立省级互联网医疗服务监管平台，各互联网医院信息平台与之对接，并实时监管；四是互联网医院在线开展的诊疗科目，不应超出所依托的实体医院诊疗科目范围，互联网医院设置在线临床科室，与所依托的实体医院临床科室保持一致；五是必须设置医疗质量管理部门、药学服务部门和信息技术部门。[①]

从互联网医院准入的实际流程来看，申请设置互联网医院，应当向其依托的实体医院执业登记机关提出设置申请，并提交申报材料。各级卫生健康委受理设置申请后，应依据《医疗机构管理条例》和《医疗机构管理条例实施细则》的相关规定进行审核，在规定时间内作出书面答复。

②各地互联网医院准入的其他要求

在国家层面对互联网医院的定义、基本类型和必须依托实体医疗机构等基本特征，以及准入流程做了相应规定的基础上，部分省（区、市）在制定各自互联网医院准入政策时做了特殊规定。如重庆市提出暂把准入范围限定在二级及以上医疗机构[②]，并对数据存储地点做了规定，存储医疗数据的服务器不得存放在重庆市外。上海市和江西省均提出被列入政府严

———————————

① 《关于印发互联网诊疗管理办法（试行）等 3 个文件的通知》，国家中医药管理局网站，2018 年 9 月 17 日，http://bgs. satcm. gov. cn/zhengcewenjian/2018 – 09 – 17/7909. html。

② 《重庆市卫生健康委员会关于开展互联网医院试点工作的通知》，重庆市卫生健康委员会网站，2019 年 9 月 25 日，http://wsjkw. cq. gov. cn/zwgk_ 242/fdzdgknr/zcwj/gfxwj/xzgfxwj/202004/t20200402_ 6950037. html。

重失信行为名单和不能独立承担民事责任的机构不得申请互联网医院。① 正在服刑或不具有完全民事行为能力的人员、发生二级及以上医疗事故未满5年的医务人员、被吊销执业证书的医务人员、被吊销医疗机构执业许可证和中医诊所备案证未满5年的医疗机构的原法定代表人或者主要负责人，不得担任互联网医院的法人或者主要负责人，设置医疗机构批准书的有效期为1年。江西省对互联网医院不得开展的服务做了明确规定，包括：患者首诊；甲类传染病、危急重症和需要前往实体医院进行体格检查或辅助诊断的患者诊疗服务；精神药品、麻醉药品等使用风险较高或有特殊管理规定的药品处方开具和药品配送；聘用非卫生健康技术人员或未经注册登记的卫生健康技术人员开展互联网诊疗服务。② 天津市对互联网医院必须开展的互联网服务内容做了相应规定，接入天津市监管平台的互联网医院应至少开展在线复诊和处方出具2项诊疗服务，或者开展互联网护理试点服务。③ 江苏省将新设置医疗机构的准入范围限定在三级医院，或中外合资合作、港澳台独资医疗机构。④

（3）互联网医院的医保监管

2019年8月，国家医疗保障局印发《关于完善"互联网＋"医疗服务价格和医保支付政策的指导意见》（医保发〔2019〕47号），从项目管理、价格

---

① 《关于印发〈上海市互联网医院管理办法〉的通知（有效）》，上海市卫生健康委员会网站，2019年8月11日，http://wsjkw.sh.gov.cn/zcfg2/20190829/0012－65031.html；《江西省卫生健康委员会关于印发〈江西省互联网医院管理办法（试行）〉〈江西省互联网医院基本标准（试行）〉的通知》，江西省卫生健康委员会网站，2020年5月14日，http://hc.jiangxi.gov.cn/art/2020/5/14/art_38112_2336852.html。

② 《江西省卫生健康委员会关于印发〈江西省互联网医院管理办法（试行）〉〈江西省互联网医院基本标准（试行）〉的通知》，江西省卫生健康委员会网站，2020年5月14日，http://hc.jiangxi.gov.cn/art/2020/5/14/art_38112_2336852.html。

③ 《市卫生健康委关于加强互联网诊疗和互联网医院管理有关工作的通知》，天津市卫生健康委员会网站，2019年11月28日，http://wsjk.tj.gov.cn/ZWGK3158/ZCFG6243_1/GZWJ625/202011/t20201110_4051078.html。

④ 《关于印发〈江苏省互联网医疗服务审批程序〉的通知（苏卫医政〔2019〕26号）》，江苏省卫生健康委员会网站，2019年4月11日，http://wjw.jiangsu.gov.cn/art/2019/4/11/art_49499_8302975.html。

管理和支付管理三方面对"互联网＋"医疗服务提出了监管要求。2020年10月，国家医疗保障局印发了《关于积极推进"互联网＋"医疗服务医保支付工作的指导意见》（医保发〔2020〕45号），其中明确提出，要强化互联网诊疗行为和费用审核责任的监管措施，并进一步细化了监管内容、方式和处理措施。如提出综合运用大数据等互联网技术手段，依托医保智能审核监控系统对互联网医疗费用结算明细、诊疗项目、药品和耗材等信息实时监管，查验提供互联网医疗服务的接诊医生身份的真实性，并全面掌握参保人就诊信息和复诊记录，对不符合规定的诊疗费用按协议约定处理。① 可见，随着互联网医院覆盖范围的扩大，医保部门对其监管的内容和方式也进一步细化。

在此基础上，各地医保部门也相继出台了基于"互联网＋"医疗服务的医保支付政策和监管要求。如天津市印发《天津市"互联网＋"医疗服务医保支付管理办法（试行）》，要求市区两级医疗保障部门应当依职责将定点医疗机构及其医保服务医师（药师）提供的互联网诊疗、药事服务纳入监管范围，依据医保法律法规、服务协议，通过医保智能审核和实时监控系统，加强大数据分析，严厉打击互联网诊疗服务医保违法违规行为。定点医疗机构应建立在线处方审核制度、医疗服务行为监管机制，将电子病历、在线电子处方、购药记录、实名认证记录等信息实时上传至医保结算系统，并逐步实行药品追溯码扫码销售，妥善保存就医诊疗等相关电子信息，做到诊疗、处方、交易、配送全程可追溯，实现信息流、资金流、物流全程可监控，保障诊疗用药合理性，防止虚构医疗服务，维护医保基金安全。②

4. 需求利用

随着互联网医院的崛起，患者可以在互联网医院通过文本、语音、图像以及视频等多种形式进行健康咨询和常见病、慢性病的复诊，极大减少了往

---

① 《国家医疗保障局关于积极推进"互联网＋"医疗服务医保支付工作的指导意见》，国家医疗保障局网站，2020年11月2日，http：//www. nhsa. gov. cn/art/2020/11/2/art_ 37_ 3801. html。

② 《天津出台"互联网＋"医疗服务医保支付管理办法》，新华网，2020年11月2日，http：//www. xinhuanet. com/health/2020－11/02/c_ 1126685860. htm。

返医院、排队等待的间接成本，互联网医院受到广大群众的期待和追捧。研究显示，约70.9%的居民有使用互联网医院服务的意愿倾向[1]，82.9%的慢性病人群希望通过"互联网＋"医疗服务管理健康[2]。综合来看，催生人们互联网医疗及相应医疗服务需求的原因主要有以下几点。

一是医疗资源的不均衡性带来人们对优质医疗资源的渴求。一方面，我国医疗资源存在地域分布的不均衡性，东部地区医疗机构数是中西部地区的1.2倍，执业（助理）医师数是中部地区的1.1倍，是西部地区的1.3倍；另一方面，不同层级医疗资源也存在较大的差异，三级医院执业（助理）医师数是二级医院的1.3倍，是一级医院的6.2倍。[3] 由此导致大量患者流向东部地区和三级医院，造成"一号难求"和较大的间接医疗成本。互联网使得医疗服务跨越了时间和空间的限制，为满足患者的及时就医需求提供了帮助，同时也减少了患者的额外医疗支出。

二是医疗服务的碎片化带动了"互联网＋"医疗服务的应用需求。现有以"诊疗"为核心的医疗服务体系对诊前和诊后服务仍不完善，如诊前分诊、咨询，诊后的随访、监测、持续用药等，特别是对于部分治疗周期长、延续护理需求高的科室，这类需求更为突出，对口腔患者延续护理的需求调查显示，89.9%的患者希望得到医护人员的延续护理，其中76.1%和72.2%的需求为健康知识和不适处理方式。[4] 北京大学第一医院对新冠肺炎疫情防控时期儿科就诊情况进行分析，发现57.2%的患者仅为了开药/咨询就诊。[5] 互联网医院满足了医患双方的这部分需求，为提升全

① 韩扬阳、李艾、郭蕊：《北京某三甲医院门诊患者对互联网医院使用现状调查》，《中国医院》2020年第9期。
② 娄阁等：《社区慢性病患者健康管理App使用现状及影响因素分析》，《中国慢性病预防与控制》2021年第5期。
③ 邹晓旭：《基于社会分工论的我国分级医疗服务体系构建及其策略研究》，博士学位论文，华中科技大学，2014。
④ 吴小红等：《口腔医院门诊患者延续护理的需求调查》，《临床医药文献电子杂志》2019年第14期。
⑤ 晏政等：《新型冠状病毒肺炎疫情期间北京市某三甲医院儿科门诊和急诊就诊现况及启示》，《中华临床医师杂志》（电子版）2020年第7期。

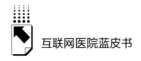

流程医疗服务水平提供了重要技术手段，实现突破现有物理环境下的诊前、诊中、诊后医疗服务有效衔接，能够为患者提供更为完整和多元化的医疗健康服务，提升疾病管理水平。

三是老龄化、慢性病等医疗服务需求的释放提高了居民对互联网医院的使用意愿。第七次人口普查结果显示，近10年间，中国已跨过了第一个快速人口老龄化期，我们很快还需应对一个更快速的人口老龄化期。"2020年，大陆地区60岁及以上的老年人口总量为2.64亿人，已占到总人口的18.7%。"[1] 与此同时，以高血压、糖尿病为代表的慢性病患病率持续上升。这些因素交织在一起，刺激了医疗服务需求的释放，也进一步推动了居民对互联网医院的需求增长。

随着互联网医院的快速发展，其服务数量也实现了数量级的增长。然而，随着线下医疗秩序的恢复，互联网医院的利用率有一定的"退潮"，超过50%的患者从健康咨询到复诊依旧愿意选择实体医院，这种需求到使用的较大反差，受多种因素的影响。

（1）患者对于互联网医院的知晓度偏低

首先，在互联网医院作为线上的医院这种新兴的就医模式下，信息的传播和有效的交流对于行业的发展至关重要。虽然我国互联网网民数量巨大，但是对于互联网医院这个新兴的就医模式疏于了解，并且由于各地互联网医院的政策不一，并且较为宏观，进而导致政策执行主体、参与人员和社会公众对于互联网医院这个模式理解不到位，从而影响了政策执行和效力的发挥。其次，患者对于公立医院互联网医院了解不多，通过卫生行政部门和医院新闻发布官方宣传、医院门诊大厅内放置宣传海报和易拉宝，以及医生推荐等渠道了解比例较少。[2] 如今医疗信息大量涌现，无法辨别真伪，例如"魏则西事件"反映出网络上错误医疗信息引起患者错误判断，引发社会负

① 翟振武：《新时代高质量发展的人口机遇和挑战｜第七次全国人口普查公报解读》，经济日报新闻客户端，2021年5月12日，https：//proapi.jingjiribao.cn/detail.html？id=339961。
② 韩扬阳、李艾、郭蕊：《北京某三甲医院门诊患者对互联网医院使用现状调查》，《中国医院》2020年第9期。

面情绪。① 最后，某些实体医院或者企业虽然是以互联网医院建设为主，但其并没有跟上互联网发展的速度，对于互联网医院的宣传力度较小且缺乏营销策略。公众对于官方渠道的信息索取提出了更高的需求②，卫生行政部门应该利用网络、电视、报刊以及广播等媒体，加强对互联网医院的宣传和解读③，让群众了解互联网医院这一新兴的诊疗模式，为群众提供良好的政策服务④。

（2）未满足患者需求，使用意愿与实际行为有较大差距

首先，仍然有患者对在线诊疗的质量存在疑虑，双方在一定程度上缺乏面对面的沟通交流过程，会导致沟通不畅甚至无效沟通的局面。其次，互联网医院软件也存在流程烦琐以及报销过程复杂等问题，影响了互联网医院的就诊体验感，而且大多数群众习惯了实体医院进行会诊的就医模式。⑤ 最后，互联网医院通过线上的移动终端实现患者的线上就诊，对移动终端服务功能的完整程度具有一定程度的要求，同时这一模式也是对患者多样化的健康需求的满足⑥，有利于保障患者连续化的医疗服务的质量⑦。

（3）患者对互联网医院的信任度不高

近年来，虽然互联网深入人们生活的方方面面，很多人也会通过互联网咨询一些医疗问题，但是人们更加愿意相信互联网医院推送的健康科普类的信息，并不会完全信任互联网医院诊疗的结果，认为互联网医院诊疗存在一定风险。

此外，互联网医院监管平台的建立标准尚未明晰，其快速发展背后还存在未完善的监管体系，这一现状不仅会导致潜在的医疗服务风险，也为

---

① 赵骞：《媒体如何走进医学——对魏则西事件的思考》，《医学与哲学》（A）2016年第12期。
② 张红霞：《消费者对食品安全信息的需求分析——基于北京市消费者的调查数据》，《商业经济研究》2017年第3期。
③ 邵增荣：《新媒体时代传统媒体如何张开互联网＋的翅膀》，《新媒体研究》2015年第4期。
④ 张颖聪、姚岚：《论新公共管理理论对我国公立医院管理体制改革的启示》，《中国医院管理》2011年第10期。
⑤ 张姗姗：《我国互联网医疗存在的问题及对策》，《电脑知识与技术》2017年第23期。
⑥ 程雨、姜勇：《对互联网医院发展现状的思考》，《中国现代医药杂志》2017年第2期。
⑦ 张孝荣：《互联网医院：从网络化医院到智慧医院》，《中国战略新兴产业》2017年第9期。

互联网医院的长远发展埋下隐患。[①] 国家卫生健康委于 2020 年 2 月 8 日发布的《关于在疫情防控中做好互联网诊疗咨询服务工作的通知》中指出，应充分利用省级互联网诊疗服务监管平台，加强对互联网诊疗服务的事前、事中和事后的动态监管，加强对医务人员资质、诊疗行为、处方流转、数据安全的监管，保障互联网医疗健康服务规范有序，确保群众健康权益。2020 年 5 月 8 日，国家卫生健康委、国家中医药管理局发布了《关于做好公立医疗机构"互联网＋医疗服务"项目技术规范及财务管理工作的通知》，加强了对于公立医疗机构互联网诊疗的具体要求。一系列监管要求的发布，增加了群众对于互联网医院的信任程度，在一定程度上提高了人们对互联网医院的熟知程度。

总体来看，互联网医院的发展具有巨大潜力，仍然有极大的应用需求尚未满足，随着其应用推广的持续加强和服务流程的逐步规范，公众对其接受度、认可度也将持续提升，从而与不同模式和类型的互联网医院服务形成有效匹配，推进其使用水平的提高。

二 2020年中国互联网医院发展问题剖析

新冠肺炎疫情的突袭而至加速了中国互联网医院的建设发展，2020 年新增互联网医院的数量显著提升，但在井喷式增长的同时，当前互联网医院的发展也暴露出以下四点突出问题。

（一）区域、机构间发展不平衡现象突出

互联网医院的数量分布呈现明显的集中趋势。一是东部地区互联网医院的数量占比达到全国互联网医院数量的 3/4，远高于中部、西部地区互联网医院的数量。这可能与东部地区普遍经济发展水平较高、信息化建设基础较

---

① 孟群、尹新、董可男：《互联网医疗监管体系与相关机制研究》，《中国卫生信息管理杂志》2016 年第 5 期。

好以及优质医疗资源较集中、大型医院数量较多存在关联。二是部分省级互联网医院监管平台建设较快，平台功能较完善的地区其互联网医院的数量增长较快，如山东省在全国范围内建立省级互联网医院监管平台的速度处于领先地位，率先建立了互联网医院审批准入的政策制度和接口规范，促进了山东省内互联网医院的建设以及与省级平台的对接；而浙江省卫生健康委员会则是与企业开展合作，上线的浙江省互联网医院平台不仅是监管平台，也可以直接在平台上提供服务，是"服务＋监管"一体化的共享平台，能够实现接入医院的"拎包入住"，节省医院自建互联网医院平台功能模块的时间成本和费用成本，也促使短时间内浙江省几百家互联网医院迅速建成。三是区域内医疗资源较短缺的地区，将信息化作为自身发展建设的核心战略，以信息化为载体，大力推进企业在辖区内落地建设互联网医院，如宁夏回族自治区，作为国家"互联网＋医疗健康"的示范区，宁夏大力发展互联网产业，提出了促进宁夏互联网与医疗健康深度融合发展的一系列政策措施，鼓励更多企业落地宁夏建立互联网医院，建立新的医疗生态，而海南省在构建智慧医疗体系进程中，积极应用大数据、人工智能、5G等技术，推动智慧医院建设，多家互联网公司纷纷在海南建成互联网医院，互联网医院数量明显增加。

不同互联网医院的发展阶段也差异较大。部分地区医院在多年前尚未有明确的互联网医院概念时已经开始探索整合线上线下服务，提高医院服务的效率，提升患者就医体验，如浙江大学医学院附属邵逸夫医院于2015年联合卫宁集团研发并建设了国内首个以分级诊疗为核心的移动智慧医疗服务平台——邵医（纳里）健康云平台，整合共享区域医疗源和第三方物流、金融支付、医疗保险等健康产业资源，为医生提供了远程会诊、远程门诊、远程查房、双向转诊、远程教学、互联网处方和病人管理等功能模块，为群众提供了就医引导、健康咨询、诊疗预约、健康宣教、服务点评、报告查询和药品配送等健康服务，这些功能与互联网医院、互联网医院服务平台的功能内涵重合度很高，使得浙江大学医学院附属邵逸夫医院挂牌互联网医院后的发展实践也走在前列。但部分地区对智慧医院

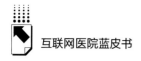
的早期探索较晚，尚未形成一定的模式，互联网医院的数量较少、规模较小，发展相对滞后。

（二）互联网医院服务的广度和深度不足，缺乏与现有医疗服务体系的整合

互联网医院作为"互联网＋"医疗健康实施的新载体形式，已被纳入新型基础设施的范围，在区域新基建发展规划中被普遍关注和支持，如江苏省人民政府办公厅印发《关于加快新型信息基础设施建设扩大信息消费的若干政策措施》，指出要制定智慧医院、互联网医院建设指南，在二级及以上医疗机构建设智慧医院、互联网医院。《上海市推进新型基础设施建设行动方案（2020—2022 年）》中也提出建设"互联网＋"医疗基础设施，到2022 年新设置 20 家以上互联网医院，并提出推动长三角示范区建设互联网医院。但其他多数地区对互联网医院的布局仍处于规划或初步实施阶段，互联网医院的数量以及辐射范围与实体医院仍无法相比。截至 2019 年，我国医院数量为 34354 家，医院门急诊总诊疗人次为 37.53 亿[1]，我国当前互联网医院的数量和诊疗人次与之相比还有相当大的差距。

在服务内涵上，目前互联网医院提供的服务仍较有限。一是从政策因素对互联网医疗服务项目的约束来看，根据对各省互联网医疗服务项目的收集汇总，服务项目主要集中于在线咨询、常见病慢性病复诊、远程会诊、远程监测以及心理咨询等 5 个方面，服务立项较少，允许互联网医院开展的项目类型有限；二是从互联网医院实际开展的项目来看，绝大部分互联网医院上线时间较短，仅能提供部分常见病、慢性病的复诊开方服务，并且对复诊也处于先行先试、投石问路阶段，以互联网复诊业务为核心，初步构建起互联网医院业务流程规范和监管体系。无论是政策因素还是互联网医院本身发展阶段都导致当前互联网医院的服务重在建立模式和规范，服务深度不足。

---

[1] 国家卫生健康委员会编《2020 中国卫生健康统计年鉴》，中国协和医科大学出版社，2020。

服务深度不足的另一个方面还体现为互联网医院与实体医院、医联体等线下医疗资源的整合不足。一是互联网医院与其依托的实体医院业务模块相对较独立，线上线下服务的衔接较差，如面对面首诊结束后进行下次线上复诊的预约，以及线上复诊后开具线下检查化验或办理入院等线上线下互转的业务场景实现较困难；二是互联网医院与其他医疗服务机构的联动不足，例如在互联网复诊项目开展时，对于复诊资格的认定，大多数互联网医院出于就医真实性及信息系统抓取条件考虑，仅认可其在依托实体医院的就诊记录，不认可在其他医疗机构的就诊记录，诊断和检查结果互认问题由线下服务延伸至线上，与线下类似情况的影响一致，容易造成医疗资源的浪费，也不利于机构间开展实质性合作以及提升患者就医便捷度。除政策因素导致的整合不足外，由于信息化标准不统一，各地区、机构信息系统间相互分割独立、交互性差，也在客观上制约了服务整合、信息共享，增加了互联网医院充分发挥优势的难度。

（三）互联网医院发展配套机制欠缺，发展模式相对单一

作为一项新生事物，互联网医院仍处于探索阶段，其监管机制和运营机制尚不健全，影响了其发展模式的创新和拓展。从监管机制来看，《互联网医院管理办法（试行）》等3个规范性文件对互联网医院的建立和监督做出明确规定，但其制度层级较低，对互联网医院的监管力度有限，其中的监督措施也较具原则性。互联网医院作为一个提供医疗卫生相关服务的机构，其行为应受卫健、医保、药监等多个部门的共同约束，涉及机构及项目准入、医生执业规范、医保审核结算、处方药品流转等多个环节的监督管理，而目前针对互联网医院的监管体系仍在不断健全中，制度完整性和衔接度上均有待完善。从运营机制来看，国内互联网医院的主要运营模式可以分为3种，即"H模式"、"H＋I模式"以及"I模式"，分别对应实体医院自建互联网医院、实体医院与互联网医疗平台共建互联网医院、互联网医疗平台独立设置互联网医院3种建设模式。不同建设模式的参与方不同，其运营管理模式也各有不同。我国目前的互联网医院建设模

式以 H 模式为主，这种运营模式下一般不会有互联网平台或其他企业在互联网医院的运营管理中发挥作用，实体医疗机构主要依靠院内医务、信息等相关职能部门的工作人员完成互联网医院的运营管理。虽然互联网医院的核心为医疗服务，其运营管理的核心也为围绕医疗服务开展的管理，但 H 模式下由于医院自身在医疗质量控制、患者安全保障等方面积累了大量经验，在运营管理中存在医疗业务能力方面的优势，但如何能较好地将线下医疗服务运营管理的经验有效复制延伸至线上是一个复杂的问题。一方面，线上线下的服务模式存在差异，脱离了面对面的物理位置限制，更依赖于通过信息技术发挥医疗资源的效应，缺乏对信息化场景下服务流程、服务效率、服务质量的管理工具，更缺乏标准化、流程化的运营管理规范；另一方面，医院受人员数量限制，专职运营管理人员较少，多为抽调相关业务人员兼职进行互联网医院的运营，也不利于建立标准、规范、可持续的运营管理机制。在此背景下，当前无论是实体医院型还是独立设置型的互联网医院，仍集中于现有医疗服务的线上延续，服务模式较为单一，尚未形成针对不同医疗服务需求的差异化的发展模式，制约了互联网医院潜力的充分发挥。

（四）门诊保障水平不足，降低了互联网医院的使用意愿

根据《2020 年全国医疗保障事业发展统计公报》，我国基本医保覆盖率已达到95%以上[1]，医疗服务保障水平的高低对医疗服务使用意愿具有显著影响。由于互联网医院诊疗服务主要为门诊服务，其基本医保支付主要来源于城镇职工个人账户或基本医保门诊统筹基金。然而从现实情况来看，我国门诊保障水平仍然较低，个人账户是主要的门诊支付来源，而门诊统筹的支付限额一般较低，总体门诊保障水平有限。[2] 同时，各地互联

---

① 《2020 年全国医疗保障事业发展统计公报》，国家医疗保障局网站，2021 年 6 月 8 日，http://www.nhsa.gov.cn/art/2021/6/8/art_7_5232.html。

② 冯毅、姚岚、罗娅：《我国基本医疗保险门诊统筹运行现状及评价》，《中国卫生经济》2015 年第 11 期。

网医院诊疗服务虽然部分列入了服务项目，并制定了价格标准，但目前互联网诊疗尚未形成差异化收费机制，对医师的激励有限，并且其纳入医保支付范围的水平参差不齐，进一步弱化了患者对互联网医院服务的利用水平以及互联网医院服务的保障水平。部分将互联网诊疗纳入医保的地区受医保电子凭证或电子社保卡的线上支付功能限制，线上整合的业务流程尚未理顺，也使得相应医疗服务有保险无保障，对于大多数希望利用互联网医院获得基本医疗服务的群众来说，缺乏充足的医保制度覆盖的现实在一定程度上制约了其使用意愿。与此同时，以自主定价为价格形成机制的互联网医院医疗服务则面临着更高价格和更低保障的困境，相应的商业医疗保险支付方较少，影响了其服务的拓展和延伸。

三 中国互联网医院发展前景预测

（一）互联网医院数量扩张是大势所趋，线上线下趋于融合发展

互联网医院数量持续增加势在必行。一是从政策导向来看，互联网医院作为发展互联网医疗服务相关业务的载体和新基建，其出现对于整合大数据、人工智能、5G、物联网等信息技术和概念，争抢线上医疗服务市场起到了关键的基础性作用。与此同时，互联网医院要依托实体医院的政策导向在短期内不会变化，这会促使大量有一定实力和竞争力的医院选择自行建设或医院主导建设的方式建立互联网医院。二是从患者角度来看，长期以来，传统的线下医疗服务模式确实不能有效满足患者对线上医疗服务的各种需求，而互联网医院可以有效地解决因远距离或时间、经济成本问题而造成的无法就医问题，因此，互联网医院作为提供规范的线上医疗服务的主要形式，其发展壮大是市场选择的必然结果。三是从医保角度来看，与我国长期以来形成的以医疗机构为单位开展医疗服务并且进行医保协议管理的机制高度关联，医保的接入会吸引更多的医疗机构以及互联网平台企业加入互联网医院的建设中。目前，国家医疗保障局已经明确指出，定点医疗机

构提供的与医保支付范围内的线下医疗服务内容相同的"互联网＋"医疗服务，若执行公立医疗机构收费价格，经备案后可按现有医保政策进行支付①，医保方的支持对互联网医院发展的推动作用不言而喻。同时，互联网医院出于整合医疗资源、提高服务效率的考虑，尤其是 H 模式和 H＋I 模式建设下的互联网医院，会更加关注线上线下服务的衔接和融合，打破线上线下服务壁垒，结合智慧医院建设的发展导向，发挥互联网诊疗和互联网医院与传统医院服务模式相比高效、便捷、个性化等优势，从满足患者就医需求、提供更加方便的服务的角度，实现互联网医院与实体医院的一体化发展。

（二）互联网医院向规范化、标准化发展，政策监管体系不断完善

目前在国家层面已经出台了多项与互联网医院建设和发展相关的政策规范，初步建立起互联网医院发展政策体系，有针对机构层面的《互联网医院管理办法（试行)》，有针对服务内容的《互联网诊疗管理办法（试行)》和《远程医疗服务管理规范（试行)》，有针对医保支付的《关于完善"互联网＋"医疗服务价格和医保支付政策的指导意见》和《关于积极推进"互联网＋"医疗服务医保支付工作的指导意见》，有针对管理规范的《关于进一步推动互联网医疗服务发展和规范管理的通知》和《关于做好公立医疗机构"互联网＋医疗服务"项目技术规范及财务管理工作的通知》。各省也纷纷出台相应的实施方案和具体措施，推动、保障和引导互联网医院的发展，互联网医院的发展向更加标准化、规范化迈进。对于目前互联网医院发展出现的问题，政府相关监管部门也会有针对性地出台相应的监管规范，确保线上线下服务的同质化、标准化，以及就医流程、处方流转的规范化，确保医师和患者的信息、财产安全。

---

① 《国家医疗保障局关于完善"互联网＋"医疗服务价格和医保支付政策的指导意见》，国家医疗保障局网站，2019 年 8 月 30 日，http：//www. nhsa. gov. cn/art/2019/8/30/art_ 37_ 1707. html。

（三）不同类型互联网医院寻求差异化的发展路线

实体医院型互联网医院与独立设置型互联网医院在机构经营性质、依托的医疗资源、运营管理能力等方面均有显著差异，资源不同、属性不同，也必然会导致二者走上不同的发展道路。目前实体医院型互联网医院数量较多，并且凭借天然线下医疗资源的优势，其数量还会大量增加，这类互联网医院也有依托大型实体医院发展为大型单体互联网医院的倾向。同时，由于智慧医院、医联体、医共体等政策叠加效应，医院线上线下服务也将越来越融合，互联网医院与其他医疗机构间的合作、资源共享也将越来越深化，线下医疗机构间的协作关系借助互联网医院这一媒介也更容易发展延伸到线上机构间的合作，有利于在远程会诊、远程影像诊断、处方外流、检查就诊结果互认等方面开展更实质性的合作。独立设置型互联网医院在运营管理上更有优势，但实体医院型互联网医院模式的不断推开势必会挤占独立设置型互联网医院的市场资源。但与此同时，独立设置型互联网医院在整合各类产业资源，设立满足不同需求的医疗服务相关项目方面也更加灵活，未来会更倾向于与医院合作，为患者提供从预防到诊疗再到保健康复的全流程健康服务，开发更多的健康服务产品。除此之外，越来越多的专科型互联网医院将会探索更多的发展和盈利路径，拓宽互联网医疗服务市场，而非与实体综合医院抢占常见病、多发病的复诊服务项目。

（四）保险杠杆撬动互联网医院发展，衍生更多互联网健康险产品

保险对医疗服务的驱动作用早已毋庸置疑。目前，国家层面已经明确基本医保可对线上线下同质化的医疗服务项目进行支付。但基本医保"保基本"的立足点仍是明确的，因为提供新的医疗服务形式而诱导需求量的增加并不是基本医保的目的，通过提高服务效率，节约服务成本，优化医保基金利用才是其根本目的。因此，想通过医保支付政策获得更多的经济效益较困难，更多的还是收益的结构性调整。但随着基本医保制度的改革加快，门诊共济和保障水平将持续提升，医保在患者面临线上线下服务方式的选择时

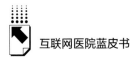

起到十分关键的作用，将快速推动互联网医院的发展。从数据看，基本医保接入后，互联网医院数量的增速是远远大于之前的，也印证了这一结论。

  基本医保的入局对商业健康险是一个有力的信号，未来会出现更多针对或纳入互联网医疗服务的健康险产品，如城市普惠性商业健康险，用以补充基本医保支付的不足，更加满足群众多样化的健康服务需求。保险机构将与互联网医院开展更多形式的合作，拓展互联网医院的服务内涵，企业、工会组织也将有更多的商业健康险产品选择，将其作为职工福利向员工提供，推动整个医药保险行业的发展。

专题篇

Special Reports

B.2
互联网医院政策法规体系建设

曹艳林　刘阳　贾菲　白玲　张世红*

摘　要：　互联网医院作为一个新兴事物，其发展受多种因素影响，本报告梳理了互联网医院发展建设相关的法律、法规、规章及政策体系，在国家层面分析准入、执业、监管、医保、药品、风控等6种法规政策要素对互联网医院发展的影响。通过梳理法律法规可以得出，互联网医院是一个集互联网属性与医疗机构属性于一体的综合概念。与对传统医疗机构的监管相比，对互联网医院的准入监管更为严格。除了医院管理相关法律制度外，现阶段我国主要依靠政策性文件、行业标准

---

* 曹艳林，管理学博士，中国医学科学院医学信息研究所研究员，硕士研究生导师，主要研究方向为卫生法学、卫生政策与管理等；刘阳(大)，中国医学科学院医学信息研究所助理研究员，主要研究方向为卫生政策、医疗保障、互联网医疗等；贾菲，供职于中国医学科学院医学信息研究所，主要研究方向为卫生法学；白玲，高级工程师，北京市卫生健康委信息中心标准与评价部，主要研究方向为卫生信息化、互联网医疗等；张世红，正高级工程师，北京市卫生健康委信息中心标准与评价部主任，主要研究方向为卫生健康信息化、卫生健康信息标准等。

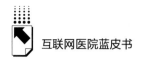
规范等"软法"来规范互联网医院的运行发展。同时本报告选取北京、宁夏、山东及四川等地的典型案例，阐述地方在探索构建互联网医院政策法规体系中的积极尝试，提出当前互联网医院政策法规体系建设中存在的问题及未来展望。

关键词： 互联网医院　法律法规　政策规范　制度建设

一　我国医院管理相关法律制度概述

根据《中华人民共和国立法法》的规定，我国法律规范体系由法律、法规和规章构成。① 卫生健康行政部门依照现行法律法规及有关规定对医疗机构、医务人员、医疗服务等实施行政管理。医疗管理法律制度体系以医疗卫生相关的法律、行政法规、部门规章为主，包括其他刑事、民事、行政等相关法律制度。其中起到基础性、综合性作用的是《中华人民共和国基本医疗卫生与健康促进法》，在该法的统领下，医疗管理法律制度分布在大量的单行法律、行政法规、部门规章中。

《中华人民共和国基本医疗卫生与健康促进法》明确了医疗卫生服务、医疗卫生机构、医疗卫生人员的基本制度。该法总则部分对医疗卫生与信息技术融合发展、医疗健康数据的应用发展提出原则性规定，其中第49条明确提出要"构建线上线下一体化医疗服务模式"②，为互联网医院的未来发展奠定法律依据。

2020年10月发布的《中华人民共和国个人信息保护法（草案）》对处理敏

---

① 《中华人民共和国立法法》，国家法律法规数据库，2015年3月15日，https：//flk. npc. gov. cn/detail2. html？MmM5MDlmZGQ2NzhiZjE3OTAxNjc4YmY3ODNmYzA3Njc%3D。

② 《中华人民共和国基本医疗卫生与健康促进法》，国家法律法规数据库，2019年12月28日，https：//flk. npc. gov. cn/detail2. html？ZmY4MDgwODE3MWU5ZTE4MTAxNzI3TM4MDk0ZDdlMDc%3D。

感个人信息做出了更严格的限制。该草案设专节规定国家机关处理个人信息的规则，提出国家机关处理个人信息的权限和程序的原则性要求。①《中华人民共和国个人信息保护法》生效后，将为规范互联网医院对患者个人信息处理活动提供法律依据，有利于保护患者的合法权益，促进医疗大数据的合法使用。

2020年12月，国家医疗保障局以部门规章的形式发布《医疗机构医疗保障定点管理暂行办法》。该办法把互联网医院纳入医保定点医院，明确提出互联网医院可以通过签订补充协议的方法实现医保结算。② 长久以来制约互联网医院发展的一大难点问题得以部分解决。

从本质上看，互联网医院是使用互联网技术从事疾病诊断、治疗活动的医疗机构。③ 对于互联网医院的法律规制有两个方面的特征：一是互联网的特征，二是医院管理的特征。互联网侧重网络信息安全等方面，而医院管理侧重医疗安全、医疗质量的提升等方面。在面对互联网医院这一新兴事物的发展时，对医疗安全和医疗质量方面的关注尤为重要，应重点关注现有《医疗机构管理条例》《中华人民共和国执业医师法》等医疗管理法律制度的适用，将其作为规范互联网医院及医务人员执业行为的主要依据。除了医院管理相关法律制度外，现阶段主要依靠政策性文件、行业标准规范等"软法"来规范互联网医院的运行发展。本报告对现行有效的与互联网医院发展相关度较高的法律法规、部门规章进行梳理（见表1）。

表1 互联网医院相关法律法规、部门规章

法律层级	名称	发布部门	发布/实施日期	内容分类	互联网医院适用内容
法律	《中华人民共和国民法典》	全国人民代表大会	2020年5月28日/2021年1月1日	民事基本法	民事主体地位、医疗损害责任、医疗机构过错推定、患者的隐私和个人信息保密等

① 《中华人民共和国个人信息保护法（草案）》，法治政府网，2020年10月22日，http：//fzzfyjy.cupl.edu.cn/info/1077/12335.htm。
② 《医疗机构医疗保障定点管理暂行办法》，国家医疗保障局网站，2020年1月8日，http：//www.nhsa.gov.cn/art/2021/1/8/art_37_4243.html。
③ 冯赢东：《我国互联网诊疗活动监管制度研究》，硕士学位论文，华北电力大学，2019。

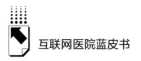
续表

法律层级	名称	发布部门	发布/实施日期	内容分类	互联网医院适用内容
法律	《中华人民共和国基本医疗卫生与健康促进法》	全国人大常委会	2019 年 12 月 28 日/2020 年 6 月 1 日	卫生健康综合法	医疗卫生服务、医疗卫生机构、医疗卫生人员的基本制度;医疗卫生与信息技术发展;健康医疗大数据、人工智能;信息安全制度,远程医疗服务,构建线上线下一体化医疗服务模式等
法律	《中华人民共和国个人信息保护法》	全国人大常委会	2021 年 8 月 20 日/2021 年 11 月 1 日	信息保护	患者信息保护
法律	《中华人民共和国执业医师法》(2009 修正)	全国人大常委会	2009 年 8 月 27 日	执业制度	执业准入制度、执业规范管理等
法律	《中华人民共和国药品管理法》(2019 修订)	全国人大常委会	2019 年 8 月 26 日/2019 年 12 月 1 日	药品管理	药品经营、网络销售、药品网络交易第三方平台提供者的监管等
法律	《中华人民共和国电子签名法》(2019 修正)	全国人大常委会	2019 年 4 月 23 日	信息保护	数据电文、电子签名与认证、法律责任等
法规	《护士条例》(2020 修订)	国务院	2020 年 3 月 27 日	执业制度	执业准入制度、执业规范管理等
法规	《医疗纠纷预防和处理条例》	国务院	2018 年 7 月 31 日/2018 年 10 月 1 日	风险管理	医患双方因诊疗活动引发的争议,医疗纠纷预防、处理及法律责任等
法规	《医疗器械监督管理条例》(2021 修订)	国务院	2021 年 2 月 9 日/2021 年 6 月 1 日	监督制度	医疗器械经营与使用等
法规	《医疗机构管理条例》(2016 修订)	国务院	2016 年 2 月 6 日	准入制度	医疗机构设置审批、登记、执业、监督管理等

法律层级	名称	发布部门	发布/实施日期	内容分类	互联网医院适用内容
法规	《医疗事故处理条例》	国务院	2002年4月4日/2002年9月1日	风险管理	医疗机构及其医务人员在医疗活动中,过失造成患者人身损害的事故,预防与处置,赔偿及责任等
部门规章	《医疗机构医疗保障定点管理暂行办法》	国家医疗保障局	2020年12月30日/2021年2月1日	医保支付	互联网医院纳入医保定点医院,明确规定医保结算办法
部门规章	《零售药店医疗保障定点管理暂行办法》	国家医疗保障局	2020年12月30日/2021年2月1日	医保支付	定点零售药店可凭定点医疗机构开具的电子外配处方销售药品;处方流转等
部门规章	《医疗机构管理条例实施细则》(2017修正)	国家卫生和计划生育委员会	2017年2月21日/2017年4月1日	准入制度	医疗机构设置审批,登记,执业,监督管理实施细则等
部门规章	《医师执业注册管理办法》	国家卫生和计划生育委员会	2017年2月28日/2017年4月1日	执业制度	规范医师执业活动,医师执业注册条件、内容、程序、注册变更等
部门规章	《处方管理办法》	卫生部	2007年2月14日/2007年5月1日	执业制度	规范处方管理,提高处方质量,促进合理用药,保障医疗安全

二 我国互联网医院政策体系发展

2014年8月21日,国家卫生计生委颁发了《国家卫生计生委关于推进医疗机构远程医疗服务的意见》,要求地方各级卫生计生行政部门将发展远程医疗服务作为优化医疗资源配置、实现优质医疗资源下沉、建立分级诊疗制度和解决群众看病就医问题的重要手段积极推进。① 这是我国国家层面上

---

① 《国家卫生计生委关于推进医疗机构远程医疗服务的意见》,医政医管局网站,2014年8月29日,http://www.nhc.gov.cn/yzygj/s3593g/201408/f7cbfe331e78410fb43d9b4c61c4e4bd.shtml。

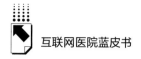

首次明确可以借助远程医疗服务手段直接向患者提供服务，2014 年也通常被视为我国互联网医疗发展的开局之年。

2015 年，国务院发布《关于积极推进"互联网＋"行动的指导意见》和《关于推进分级诊疗制度建设的指导意见》，明确了通过互联网技术发展医疗卫生服务，充分发挥其在分级诊疗中的作用。2015 年 12 月，微医集团参与创建的乌镇互联网医院上线，通过互联网连接全国的医生和患者，探索实现在线复诊、电子病历共享、在线医嘱与电子处方等应用，互联网医院数量逐年上升。2017 年银川市人民政府办公厅印发《银川市互联网医院管理办法实施细则（试行）》，有 17 家互联网医院集体落地银川，形成了国内首个互联网医院集群。近年来，由于国家政策的大力支持，以及分级诊疗、社会办医、处方流转、多点执业等医疗改革不断推进，互联网医疗行业实现加速发展。本报告对 2018～2020 年国家层面出台的与互联网医院发展相关度较高的政策文件进行了梳理，共有 12 个政策文件，这些政策文件根据内容可分为支付类、规范类和信息类 3 种（见表 2）。

表 2　2018～2020 年国家层面出台的互联网医院相关政策文件

名称	互联网医院相关表述	政策类型	印发时间
国家卫生健康委员会、国家中医药管理局《关于印发互联网诊疗管理办法（试行）等 3 个文件的通知》（国卫医发〔2018〕25 号）	《互联网医院管理办法（试行）》明确互联网医院的定义、准入、执业规则、监管以及互联网医院基本标准（试行）	规范类	2018 年 9 月 17 日
《国家医疗保障局关于完善"互联网＋"医疗服务价格和医保支付政策的指导意见》（医保发〔2019〕47 号）	互联网医院按所有制形式和经营性质适用相应价格项目政策。价格项目实行以省为主，国家、省和市三级管理；规定"互联网＋"医疗服务价格项目设立需要符合的基本条件；明确可纳入医保支付范围的条件；要求医疗保障部门根据"互联网＋"医疗服务的特点开展医保协议管理、总额控制、医保结算、服务监管等工作	支付类	2019 年 8 月 17 日

续表

名称	互联网医院相关表述	政策类型	印发时间
《国家卫生健康委办公厅关于加强信息化支撑新型冠状病毒感染的肺炎疫情防控工作的通知》（国卫办规划函〔2020〕100号）	依托公开规范的发布渠道，及时公布已注册审批的互联网医院、互联网诊疗平台及相关医院网站的服务链接，方便群众及时获取相关服务信息；鼓励通过互联网医院、互联网诊疗方式开展在线复诊及药品配送工作	信息类	2020年2月3日
《国家卫生健康委办公厅关于在疫情防控中做好互联网诊疗咨询服务工作的通知》（国卫办医函〔2020〕112号）	鼓励具备条件的医疗机构通过互联网医院、互联网医疗平台、官网等信息途径，做好面向群众的新冠肺炎免费咨询和居家观察指导、健康评估等服务	信息类	2020年2月6日
《中共中央　国务院关于深化医疗保障制度改革的意见》	适应"互联网＋医疗"服务模式发展需要，探索开展跨区域基金预算试点，支持"互联网＋医疗"新服务模式发展，建立健全跨区域就医协议管理机制	支付类	2020年3月5日
《国家医保局　国家卫生健康委关于推进新冠肺炎疫情防控期间开展"互联网＋"医保服务的指导意见》	规定了可以纳入医保基金支付范围的定点医疗机构的条件、范围和服务方式	支付类	2020年2月28日
《国家卫生健康委办公厅关于进一步推动互联网医疗服务发展和规范管理的通知》（国卫办医函〔2020〕330号）	强调在开展互联网医疗服务的过程中要坚守医疗质量和患者安全底线，不得突破现有法律法规、政策制度的有关规定，规范准入执业，加强监管	规范类	2020年4月18日
《国家卫生健康委　国家中医药管理局关于做好公立医疗机构"互联网＋医疗服务"项目技术规范及财务管理工作的通知》（国卫财务函〔2020〕202号）	制定全国统一的"互联网＋医疗服务"项目技术规范，明确四大类"互联网＋医疗服务"项目；明确新增"互联网＋医疗服务"项目，须经省级卫生健康行政部门确认公布后医疗机构才可进行价格申报和收费服务（特需医疗服务除外）	规范类	2020年5月13日
《国家卫生健康委办公厅关于进一步完善预约诊疗制度加强智慧医院建设的通知》（国卫办医函〔2020〕405号）	推动互联网诊疗服务和互联网医院健康、快速、高质量发展，打通线上线下服务，丰富线上服务内涵，缓解线下诊疗压力	规范类	2020年5月21日

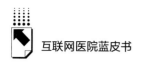
续表

名称	互联网医院相关表述	政策类型	印发时间
《国家卫生健康委办公厅关于做好信息化支撑常态化疫情防控工作的通知》(国卫办规划函〔2020〕506号)	加快互联网医疗服务监管平台建设,支撑医疗机构便捷入驻并提供服务;支持互联网医疗平台与不同医疗服务主体合作,构建互联网医院医联体格局;打通互联网医院与实体医疗机构间的信息和业务通路;推进互联网医院与区域信息平台及医疗机构对接,衔接线上线下服务,为患者提供全流程服务	信息类	2020年6月28日
《关于加强全民健康信息标准化体系建设的意见》(国卫办规划发〔2020〕14号)	加强互联网医疗标准规范管理,加快制订服务、数据、信息保护、共享等基础标准。落实准入标准和执业标准,规范发展互联网医院,构建覆盖诊前、诊中、诊后的线上线下一体化医疗服务模式。强化远程医疗服务标准应用,健全远程医疗标准规范,推进网络可信体系标准化建设	信息类	2020年10月10日
《国家医疗保障局关于积极推进"互联网+"医疗服务医保支付工作的指导意见》(医保发〔2020〕45号)	进一步明确"互联网+"医疗服务协议管理范围及想申请"互联网+"医疗服务补充协议的医疗机构应具备的条件,探索"互联网+"医疗服务异地就医直接结算,探索定点医疗机构外购处方信息与定点零售药店互联互通,探索开展统筹地区间外购处方流转相关功能模块互认,明确医保结算对象为实体定点医疗机构及定点零售药店,明确互联网医疗服务提供机构的总额预算纳入实体定点医疗机构统一管理,明确线上线下定点医疗机构被中止或解除协议的退出机制	支付类	2020年10月24日

2018年7月,国家卫生健康委员会和国家中医药管理局针对我国互联网医院管理和互联网诊疗服务首次出台了政策规范,组织制定了《互联网诊疗管理办法(试行)》、《互联网医院管理办法(试行)》和《远程医疗服务管理规范(试行)》(以下简称"互联网医院3个文件")。2019年8月,国家医疗保障局也首次出台了关于完善"互联网+"医疗服务价格和医保支付政策的指导文件,对互联网医疗服务项目的价格管理及允许纳入医保支付范围的互联网医疗服务进行了约束。2020年伊始,新

冠肺炎疫情突袭而至，患者在线问诊需求旺盛，为满足群众方便就医的需求，政府频繁出台政策文件，支持互联网医疗合理有序发展，促进了互联网医院的发展，同时也对互联网医院、互联网诊疗的标准规范提出更具体的要求。

三　互联网医院发展关键法规政策要素分析

互联网医院是一个集互联网属性与医疗机构属性于一体的综合概念，影响其发展运行的政策法规因素很多，根据对互联网医院相关政策管理内容的梳理，本报告将影响互联网医院发展的关键法规政策要素分为准入制度、执业制度、监管制度、医保支付、药品供应和风险管理等6个方面。

（一）准入制度

互联网医疗以互联网为载体，将信息技术与传统医疗相结合提供医疗健康服务，能够利用网络低成本、广触及的优势，优化医疗资源配置、拓展医疗服务范围。从本质上看，互联网医院打破了传统医疗机构的线下诊疗模式，使用互联网信息技术从事医疗活动。现阶段主要依据《医疗机构管理条例》《医疗机构管理条例实施细则》及互联网医院3个文件，按照互联网医院所依托的实体医院行政区划管辖，进行准入管理。

《互联网医院管理办法（试行）》对互联网医院做出了明确定义，以规范性文件的形式界定了互联网医院的概念范围。主要包括：作为实体医疗机构第二名称的互联网医院，以及依托实体医疗机构独立设置的互联网医院。[①] 同时，该办法对互联网医院准入要求、准入程序及审批程序、命名规则都做出了详细的规定，规范互联网医院行政管理。该办法规定传统医疗机构自主开展线上诊疗服务，如果仅使用本院注册的医师可以选择申请

---

① 《关于印发互联网诊疗管理办法（试行）等3个文件的通知》，国家中医药管理局网站，2018年9月17日，http：//bgs. satcm. gov. cn/zhengcewenjian/2018 – 09 – 17/7909. html。

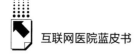
将互联网医院作为第二名称，也可以不申请。该办法为实体医疗机构开展互联网诊疗活动预留了政策空间，有利于互联网医院的进一步发展。如果实体医疗机构与第三方机构合作搭建信息平台，使用本机构或者其他医疗机构注册的医师开展互联网诊疗活动的，则强行性要求其必须申请将互联网医院作为第二名称，以此将相关平台和互联网诊疗活动纳入有效监管。相比较来看，对于后者的准入监管更为严格。

（二）执业制度

医疗机构和医务人员在开展医疗服务过程中，首先应当遵守《中华人民共和国执业医师法》、《医疗机构管理条例》、《医疗事故处理条例》和《护士条例》等法律法规的规定。其次，应遵守《医疗机构管理条例实施细则》、《医师执业注册管理办法》、《处方管理办法》及《医疗机构病历管理规定》等部门规章的行政规范管理。与传统医疗行为相比，互联网医疗活动具有复杂性、特殊性，对于互联网执业行为具有更严格的要求。互联网医院及医务人员在开展医疗服务过程中还应遵守互联网医院3个文件及《电子病历应用管理规范（试行）》等相关文件的要求。在互联网医院执业的医师，应具有3年以上独立临床诊疗经验。

互联网医院执业范围也应严格按照互联网医院3个文件的规定，为患者提供复诊服务。此外，互联网医院在开具处方、管理病历时，应当严格遵守《处方管理办法》、《中华人民共和国电子签名法》、《医疗机构病历管理规定》和《电子病历应用管理规范（试行）》等相关规定的要求，保障患者知情权，为患者在线查询电子病历提供便利。

对于互联网医院医疗卫生技术人员执业管理，首先应当符合《中华人民共和国执业医师法》《执业护士法》《医师执业注册管理办法》所规定的人员准入要求。其次，互联网医疗服务自身具有特殊性，对医务人员的执业水平有更为严格的要求。《互联网医院管理办法（试行）》对互联网医院提供诊疗服务的医师提出具体要求，应当具有3年以上独立临床工作经验。

（三）监管制度

对于互联网医院的监管，首先应考虑将现有的《医疗机构管理条例》《中华人民共和国执业医师法》等医疗管理法律制度作为互联网医院监管的主要依据。对于传统医疗机构监管法律体制不能概括的新特征，现阶段主要依靠政策性规范文件等"软法"进行监管。《互联网医院管理办法（试行）》提出建立省级监管平台。[①] 省级互联网医疗服务监管平台是互联网医院准入审批的"必需项"，省级卫生健康行政部门与互联网医院登记机关通过该监管平台对互联网医院共同实施监管。重点监管互联网医院的人员、处方、诊疗行为、患者隐私保护和信息安全等内容，并将互联网医院纳入当地医疗质量控制体系。在互联网医院准入前，省级卫生健康行政部门应当建立省级互联网医疗服务监管平台，与互联网医院信息平台对接，实现实时监管。

（四）医保支付

医保的支持虽然不是互联网医院的必备要素，但医保方的接入无论是在推动互联网医院建设、从基金监管的角度规范互联网医疗服务行为的过程中，还是在打通互联网医院服务的最后一公里、形成完整的服务闭环等过程中都起到非常关键的作用。

国家医疗保障局《关于完善"互联网＋"医疗服务价格和医保支付政策的指导意见》首次明确符合条件的互联网医疗服务可纳入医保支付范围，并且明确互联网医院按其登记注册的所有制形式和经营性质适用相应的价格项目政策。[②]

2020 年 11 月国家医疗保障局出台的《关于积极推进"互联网＋"医疗

---

① 《关于印发互联网诊疗管理办法（试行）等 3 个文件的通知》，医政医管局网站，2018 年 9 月 14 日，http://www.nhc.gov.cn/yzygj/s3594q/201809/c6c9dab0b00c4902a5e0561bbf0581f1.shtml。

② 《国家医疗保障局关于完善"互联网＋"医疗服务价格和医保支付政策的指导意见》，国家医疗保障局网站，2019 年 8 月 30 日，http://www.nhsa.gov.cn/art/2019/8/30/art_37_1707.html。

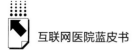
服务医保支付工作的指导意见》进一步明确如何推进互联网医疗服务医保支付工作：一是明确签订"互联网＋"医疗服务补充协议的医疗机构的条件和具体要求；二是明确可以按照统筹地区医保规定支付的费用为参保人在本统筹地区内通过"互联网＋"医疗服务定点医疗机构复诊并开具处方发生的诊察费和药品费；三是提出优化医保经办管理机构对提供互联网医疗服务的定点医疗机构间的管理措施；四是强化对互联网医疗服务的费用审核责任及打击欺诈骗保行为。①

（五）药品供应

互联网诊疗是互联网医院的核心服务项目，开具处方后的药品供应也是互联网医院完成完整服务流程的重要一环。随着时间和技术的发展，我国的法规政策中针对互联网药品销售和管理的规定在满足人民群众切实需要的基础上越来越规范化。对于互联网药品的管理，要遵守上位法《中华人民共和国药品管理法》的规定，对麻醉药品、精神药品、医疗用毒性药品、放射性药品等国家实行特殊管理的药品进行管控。同时，该法也对网络交易第三方平台提供者的备案、资质审核等做出严格要求，应依其加强对互联网药品供应的监管。②《互联网医院管理办法（试行）》以规范性文件的形式对第三方配送药品流程做出规定，对于为低龄儿童开具互联网处方做出更为严格的要求。③

（六）风险管理

与传统医疗服务体系的医患双方权利义务关系相比，互联网医院诊疗服

①《国家医疗保障局关于积极推进"互联网＋"医疗服务医保支付工作的指导意见》，国家医疗保障局网站，2020 年 11 月 2 日，http：//www.nhsa.gov.cn/art/2020/11/2/art_37_3801.html。

②《中华人民共和国药品管理法》，中国人大网，2019 年 8 月 26 日，http：//www.npc.gov.cn/npc/c30834/201908/26a6b28dd83546d79d17f90c62e59461.shtml。

③《关于印发互联网诊疗管理办法（试行）等 3 个文件的通知》，医政医管局网站，2018 年 9 月 14 日，http：//www.nhc.gov.cn/yzygj/s3594q/201809/c6c9dab0b00c4902a5e0561bbf0581f1.shtml。

务自身具有特殊性。互联网医院所涉及的法律主体及责任划分相对复杂，其中包括多方法律责任主体认定、医疗质量安全风险管理、医患纠纷预防与处理、医疗损害责任认定和处理等问题。对于在互联网诊疗活动中发生的医疗纠纷，实践操作中优先适用《中华人民共和国民法典》《中华人民共和国执业医师法》《护士条例》《医疗事故处理条例》《医疗纠纷预防与处理办法》《医疗机构管理条例》等相关规定处理。针对互联医院的法律责任问题，《互联网医院管理办法（试行）》以规范性文件的形式划分了责任主体，并以互联网医院的举办方式分类：取得执业许可证的互联网医院，独立作为法律责任主体；对于实体医疗机构第二名称的互联网医院，其依托的实体医疗机构为法律责任主体；对于与第三方合作举办的互联网医院，按照合作协议书确定相应的法律责任主体。此外，该办法强制规定应为医师购买医疗责任保险，建立有效的医疗责任风险分担机制。

四 相关法制建设地方实践

在互联网医院政策法规体系建设的进展中，各地方根据自身的发展需求以及发展基础做出了积极的探索，有些地区是在国家宏观指导意见的基础上进行了深化和具体化，有些地区的制度建设甚至早于国家出台的政策，对后续国家层面政策法规的出台起到了试点示范作用。

（一）北京市互联网诊疗准入审核规范的制定

为使互联网诊疗准入审核更加科学、客观、公正，保证不同部门不同人员审核的规范一致性，需要参照执行统一的准入审核规范。北京市在市级互联网诊疗准入审核方面制订了相关的管理办法和审核规范，审核规范包括审核要点和判定细则，审核要点共分2大类8小类，涉及20项具体要点（见表3），审核要点和判定细则是专家审核的参考依据，同时，也是医疗机构准备开展互联网诊疗活动的指南。

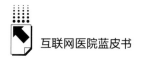

表 3 北京市市级互联网诊疗准入审核要点

分类	审核要点	
1. 组织管理	1.1 诊疗科目、医务人员符合规定	（1）诊疗科目符合规定
		（2）医务人员符合规定
	1.2 规章制度系统全面，对各关键事项有明确规定，流程清晰合理	（1）规章制度全面
		（2）关键事项均有明确规定
		（3）服务流程合理清晰
	1.3 各相关部门及人员的分工、责任明确	（1）部门及人员分工责任明确
		（2）信息技术人员能够支撑互联网诊疗业务
	1.4 第三方机构责权利明确	医院与第三方合作建立互联网诊疗服务信息系统的协议中，双方责、权、利明确
2. 信息技术支撑	2.1 设备网络基础设施能够支撑互联网诊疗	网络、硬件基础设施等条件能够支撑互联网诊疗业务
	2.2 网络安全能够满足互联网诊疗业务持续性以及医疗数据安全和患者隐私保护的要求	（1）系统实施第三级信息安全等级保护
		（2）有保障业务连续性的技术措施
		（3）采取必要的防止数据泄露的技术措施
		（4）技术支持互联网诊疗活动全程留痕、可追溯
	2.3 应用信息系统支持互联网诊疗业务	（1）系统功能支持互联网诊疗
		（2）能够对患者进行身份辨识
		（3）在线处方有医师电子签名
		（4）电子病历记录遵循有关规定
		（5）对于互联网诊疗限定项，系统应该有控制
	2.4 支持信息共享、行业监管	（1）支持医联体内患者信息的共享和使用
		（2）支持向监管平台传输符合要求的数据

资料来源：参见《互联网诊疗审核细则》，北京市卫生健康委信息中心网站，2020 年 4 月 10 日，http：//www.phic.org.cn/zcyjybzpj/bzypj/xxhpj/202004/t20200410_ 287631.html。

（二）宁夏回族自治区互联网医院政策体系建设中的试点探索

宁夏回族自治区银川市在互联网医院政策建设中的实践处于全国前列。早在 2016～2017 年，银川市就先后出台了《银川互联网医疗机构监督管理制度（试行）》《银川互联网医院管理工作制度》《银川互联网医院管理办法（试行）》《银川市互联网医院管理办法实施细则（试行）》《互联网医院执业医师准入及评级制度》《银川市互联网医院医疗保险个人账户及门诊统筹管理办法（试行）》《银川互联网医院投诉管理办法（试行）》《银川市互联网医院医疗风险防范管理办法（试行）》《银川市互联网医院数据安全保密管理制度》《银川市互联网医疗保险基金安全管控办法（试行）》等 10 个政策性监管文件，分别对互联网医疗机构监管，互联网医院医师的准入、评级、退出，医保基金支付管控，医疗风险投诉管理，电子处方互认及医疗数据的安全等提供政策依据。这些文件的出台时间均先于国家《关于促进"互联网 + 医疗健康"发展的意见》以及《互联网诊疗管理办法（试行）》等文件，对于国家出台相关文件起到重要的推动作用。

其中，为提升互联网医院执业医师的在线诊疗质量和服务水平，确保患者就医安全，银川市建立互联网医院执业医师准入及评级制度，率先提出对线上医师实行考核定级和退出机制，对互联网医院医师执业具有非常重要的借鉴意义。① 另外还有执业医师开具的电子处方点评、投诉及医疗纠纷、在线患者满意度评价情况等指标。

2019～2020 年，银川市根据国家出台的各项管理规定以及自身互联网医院发展的推进情况，又相继出台了《银川市医疗保险门诊大病互联网医院管理服务办法（试行）》、《银川市互联网诊疗服务规范（试行）》以及《关于调整互联网医院基本医疗保险相关政策的通知》等政策规范，对互联网诊疗服务、互联网医院与医保的衔接两个关键领域进行了政策规范和探索，对互联网医院和医师行为、病历书写、药事服务、质量管理、数据安全、监督管理等予以规范，并提高互联网线上门诊统筹年度最高支付限额和报销比例，进一步满足人民群众的就医需求。

（三）山东省构建互联网医院政策体系的探索

2020 年山东省卫健委印发《山东省互联网医院管理办法实施细则（征求意见稿）》。该细则在国家卫健委《互联网医院管理办法（试行）》和

---

① 《银川市人民政府办公厅关于印发〈互联网医院执业医师准入及评级制度〉的通知》，银川市人民政府网，2017 年 3 月 10 日，http://www.yinchuan.gov.cn/xxgk/bmxxgkml/szfbgt/xxgkml_ 1841/zfwj/yzbf/201703/t20170327_ 234572. html。

《互联网诊疗管理办法（试行）》的基础上，提出了更细致、更高的要求。包括限制互联网医院所依托的实体医院类别、电子病历级别等。虽然该文件为征求意见稿，但其反映出地方政府在对互联网医院的机构边界和服务定位探索中的倾向。在互联网医院准入、执业和监管等关键环节，该文件主要包含三大方面。一是对互联网医院涉及的实体医院等级或类别有要求，限制为"医院""妇幼保健院""专科疾病防治院"类别（不包括社区医院）的医疗机构；独立设置的互联网医院，必须依托符合上述类别要求、电子病历三级以上水平的实体医疗机构。二是线上依托线下有"一对一"的要求，规定一所实体医疗机构只能设置一所互联网医院，无论是加挂第二名称的还是独立设置的互联网医院。三是执业要求更具体，医生需具有 5 年以上独立临床工作经验，医疗服务需在医患双方实时互相可视的环境下进行。对医患互动环境的规定，意味着医疗服务只能通过视频问诊进行，图文问诊只能提供咨询服务。[1] 该文件对互联网医院的设置、准入、执业等提出了更具有规划性、更严格的要求，若该文件正式出台，势必会影响区域内对互联网医院的发展观望。

山东省还率先印发了《山东省互联网医院医保定点协议文本（试行）》，明确提出医保经办应把握的原则要求：一是对互联网医院的最低运营时间为 3 个月，并且上线医师应符合相关管理规定；二是互联网医院所依托实体定点医疗机构的性质应为医保定点医疗机构；三是互联网医院必须已建立配套的医保管理规章制度并支持医保部门接入信息系统；四是互联网医院应接入山东省互联网医保支付监管平台；五是互联网医院应在医保部门评估、公示后与之签订医保定点服务协议。[2] 此文件加速推进了山东省内互联网医院纳入医保支付的实质性落地。

---

① 《山东互联网医院监管拟出台新规，三方面具体规定有哪些变化?》，新浪网，2020 年 6 月 28 日，https：//tech. sina. com. cn/roll/2020 – 06 – 28/doc – iirczymk9313825. shtml。

② 《关于印发〈山东省互联网医院医保定点协议文本（试行）〉的通知》，山东省医疗保障局网站，2020 年 7 月 15 日，http：//ybj. shandong. gov. cn/art/2020/7/15/art＿160747＿9327485. html？xxgkhide＝1。

（四）四川省对互联网医院和互联网诊疗的监管措施

四川省卫健委为保证患者网上就医的安全，与四川省中医药管理局联合印发了《关于进一步做好互联网医院和互联网诊疗相关工作的通知》，规范互联网医疗行为，让患者放心就医。四川省规定有互联网诊疗资质的医疗机构要严格依法执业，合理定价收费，保障患者信息安全，不得非法买卖、泄露患者信息。卫生健康行政部门通过省互联网医疗服务监管平台全程监管医疗机构的互联网医疗服务行为，并及时向社会公众公布辖区内可提供互联网诊疗服务的医疗机构名单、监督电话和其他监督方式，受理和处置对违法违规的互联网医疗服务的举报。还规定要将互联网医院纳入当地医疗质量控制体系，纳入对其所依托实体医疗机构的绩效考核和医疗机构评审范围，严格依法处理监督检查发现的或举报投诉查实的违法违规行为。①

四川省还规定互联网医院执业许可证有效期与所依托的实体医疗机构执业许可证有效期须一致。互联网医院和互联网诊疗服务如涉及变更、注销等事项，则参照实体医疗机构的相应事项办理。互联网医院的校验与其所依托的实体医疗机构校验同步进行。四川省卫健委采取公开征集和推荐相结合的方式，组建了全省互联网医疗机构准入审批信息管理方面的专家库，各地在组织相关准入评审时，严格执行评审专家抽取原则，确保评审工作公平公正实施。四川省卫健委对互联网医疗机构各类准入情形分别制作了办事指南和审查工作细则，并通过在"医疗机构设置审批（含港澳台、外商独资除外）"和"医疗机构执业登记（人体器官移植除外）"两个主项下增设子项或在原有子项中增补内容的方式将其录入四川省一体化政务服务平台，要求在 10 个工作日内，认领许可事项或更新事项目录清单，修订完善事项实施清单，确保准入审批工作规范有序开展。

---

① 《四川省卫生健康委员会　四川省中医药管理局关于进一步做好互联网医院和互联网诊疗相关工作的通知》，四川省卫生健康委员会网站，2019 年 4 月 29 日，http：//wsjkw. sc. gov. cn/scwsjkw/zcwj11/2019/4/30/48ae5dde1e26411681d003b92809a8af. shtml。

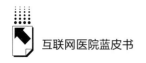
五 互联网医院法制讨论与建议

（一）构建完善的互联网医院法律体系

法律具有概括性、抽象性、普遍适用性。在面对互联网医院这一新兴事物的发展时，优先考虑适用现有的《医疗机构管理条例》《中华人民共和国执业医师法》等医政管理法律制度。对于互联网医院特殊性部分，原有法律法规不能概括适用的，通过修订或增加条款等方式实现修改。除了现有的法律制度外，部分试行的政策性文件等"软法律"也能规范互联网医疗行为，使得现行法律制度更具有可操作性，为修改完善法律制度提供参考和借鉴。

法律的生命在于实施。在完善立法的基础上，应严格依照法律法规，强化监督与管理，保障互联网医院法律政策的有效贯彻落实。一方面，不断完善互联网医院准入与监管体制机制，重视互联网医院的人员准入、医疗安全、信息安全等问题，保障患者合法权益。另一方面，以包容审慎的态度面对科技创新，改革传统医疗服务体制，为互联网医院健康发展留足空间。

（二）明确实体医院在互联网医院发展中的作用

现阶段互联网医院的设置有两种模式：一是以传统医疗机构为主导，线下医院互联网化；二是以互联网企业为主导，依托线下医疗机构。在实际操作中部分互联网企业与实体医院挂钩，是为了获取准入资格，规避法律风险。① 而目前迅猛发展的非医疗机构运营的健康医疗服务类 App、系统以及平台并未被纳入互联网医院定义之中。

在互联网医疗行业发展现状下，对互联网医院进行严格的准入管理，

---

① 王晓波、李凡：《中国互联网医院发展的现状及规制》，《卫生经济研究》2020 年第 11 期。

要求互联网医院必须与实体医疗机构挂钩。在互联网信息技术高速发展的将来，互联网医院的设置标准能否脱离实体医院，履行基层医疗机构的部分职能，或者承担家庭医生的角色？患者能否通过互联网医院完成首诊分诊，如果需要后续手术治疗能否向实体医院转诊，进而形成完整的闭环，构建新型的医疗服务体系布局？在互联网发展的蓝图中，应该科学合理地界定互联网医院与实体医院之间的关系，以期发挥互联网医院特有的技术性优势。

（三）科学界定互联网医生亲自诊疗行为

《互联网医院管理办法（试行）》规定：当患者出现病情变化需要医务人员亲自诊查时，医疗机构及其医务人员应当立即终止互联网诊疗活动。部分学者认为，医师通过互联网技术线上诊查与其在医疗机构亲自诊查患者得到的结论会有所差别，前者在一定情况下不能反映患者疾病的真实情况，容易导致误诊。因此，"亲自诊查"必须由医师按照传统的方式进行。还有部分学者认为，随着科学技术的发展，影像、视频等传播媒介能够清晰地传输患者的听诊音及检查图像，反映患者的真实状况，且除了某些疾病需要特殊触诊、叩诊以外，大多数疾病的诊断都需要结合检查影像和化验结果，很少需要医患之间直接的身体接触，医患双方通过互联网平台的交流也应属于《中华人民共和国执业医师法》第 23 条规定的医师"亲自诊查、调查"的范畴。因此，对于"亲自诊疗"这一概念应该予以重新定义。[①]

"亲自诊查、调查"与"同一空间面对面诊查"不是完全等同的概念。随着科学技术的发展，医师能够通过互联网与患者直接交流，也能够根据设备、仪器、检查结果以及影像传输、网络听诊等方式，明确诊断部分常见病、慢性病。虽然此种方式在某些情况下会导致医师获取信息不充分等问题，但随着互联网技术的发展，现存的一些问题在将来依旧存在解决的可能

---

① 曹艳林等：《互联网医疗相关概念》，《中国医院》2016 年第 6 期。

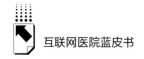

性；且现行的《中华人民共和国执业医师法》中也只是提到了医师应当"亲自诊查、调查"，并没有明确否定互联网诊断这一方式，因此对于"亲自诊查、调查"的理解不能过于狭隘。[①]

（四）合理界定互联网医院服务范围

2020 年初由于新冠肺炎疫情的影响，患者对于首诊的需求大部分由线下转为线上。在互联网医疗的政策支持、技术的发展驱动、居民便捷就医服务的需求推动下，互联网医院突破空间限制，基于互联网为患者提供医疗核心服务。相对于传统的门（急）诊和住院，互联网医院是一种新的医疗服务模式，互联网医院在诊前咨询、首诊分诊、家庭医生等医疗服务上有其自身的优势。对于互联网医院诊疗范围是否只能局限于复诊值得进一步探讨，以期互联网医院在未来发挥重大的作用。

现阶段依据《互联网医院管理办法（试行）》，互联网医院只能为部分常见病、慢性病患者提供复诊服务。在线开具处方前，医师应当掌握患者病历资料，确定患者在实体医疗机构明确诊断为某种或某几种常见病、慢性病后，可以针对相同诊断的疾病在线开具处方。[②] 在实际操作过程中"相同诊断"是否只能局限于同一医院、同一科室这一问题存在概念界定的模糊地带。部分医院严格按照同一医院、同一科室进行复诊服务，也有部分医院为了方便患者，提供了同一病种的复诊服务。因此，复诊服务的范围还需进一步进行规范。此外，"某几种常见病、慢性病"具体包括哪些病症还需要给出配套的服务指南及管理细则。

（五）统筹协同推进互联网医院监管

卫生健康行政部门在支持互联网医院发展的同时，统筹兼顾和协同推进医疗卫生其他相关政策，针对互联网医院的发展给予政策、资金、人力等方

① 曹艳林等：《互联网医疗相关概念》，《中国医院》2016 年第 6 期。
② 《关于印发互联网诊疗管理办法（试行）等 3 个文件的通知》，医政医管局网站，2018 年 9 月 14 日，http：//www.nhc.gov.cn/yzygj/s3594q/201809/c6c9dab0b00c4902a5e0561bbf0581fl.shtml。

面的支持。在监管方面，卫生、医保、医药、信息、市场监管等不同部门加强协同配合，保证互联网医院的有效监管全覆盖。此外，互联网诊疗活动中不具备统一标准的身份验证的功能（如指纹认证、人脸识别等高科技认证监管功能），无法确保进行实名制问诊。医生在问诊、开处方时不进行身份信息验证。建议在互联网的监管中，进一步落实解决互联网诊疗活动中的医疗服务规范问题，完善配套管理认证制度。

（六）加强互联网医院患者信息保护

互联网医院就医过程中，患者面临个人医疗数据泄露的风险。该风险一方面影响了患者的就医选择，另一方面也制约了互联网医院的发展。互联网医院必须对患者进行风险提示，获得患者的同意。对于敏感的医疗数据，应严格执行信息安全和医疗数据保密的有关法律法规，最大限度地保障患者的信息安全。严格贯彻执行《中华人民共和国个人信息保护法》，在医疗、公共卫生领域重视患者信息安全，规范互联网医院对患者个人信息的处理活动，保护患者的合法权益，促进医疗大数据的合法利用，为互联网医院的健康发展注入新活力。

B.3
互联网医院服务模式及效果

马骋宇　郭珉江　刘乾坤　张　山*

摘　要：　互联网医院的服务模式可划分为实体医院线上服务模式、线
　　　　　上线下整合服务模式和医生资源整合服务模式三类主流模
　　　　　式，提供以在线复诊、在线处方、药品配送和健康管理等为
　　　　　主的服务内容。互联网医院线上服务的提供，一方面对缓解
　　　　　医患信息不对称、改变患者就医习惯产生积极影响；另一方
　　　　　面又起到了促进医生知识贡献、加强医患互动和构建医生协
　　　　　同工作模式的作用。为此，可从服务质量、可及性、反应性
　　　　　以及卫生经济学等角度对互联网医院提供的诊疗服务效果进
　　　　　行评价。其中，互联网医院服务的质量评价包括可接受性、
　　　　　有效性、适宜性、连续性和安全性等。

关键词：　互联网医院　服务模式　服务内容　医患行为　服务质量评价

一　互联网医院服务模式及内容

互联网医院作为互联网技术与医疗卫生服务体系深度融合的产物，通过

* 马骋宇，管理学博士，首都医科大学公共卫生学院副教授，硕士研究生导师，主要研究方向
为卫生信息化、互联网医疗等；郭珉江，社会保障学博士，中国医学科学院医学信息研究所
健康与医疗保障信息研究室主任，副研究员，主要研究方向为医疗卫生信息化、互联网医
疗、医疗保障等；刘乾坤，首都医科大学公共卫生学院在读硕士研究生，主要研究方向为卫
生信息化、互联网医疗等；张山，首都医科大学公共卫生学院在读硕士研究生，主要研究方
向为卫生信息化、互联网医疗等。

将实时交互、广泛互联特性与医疗机构的专业诊断和治疗结合起来，形成线上线下的资源对接和循环，为促进患者和医生的双向匹配提供了重要平台，对于减少患者盲目无序就医行为具有重要意义，被认为是助推分级诊疗的重要工具，[①] 在优化医疗服务供给和引导患者就医方面发挥着巨大作用，同时也带来服务模式的革新，主要体现为三个层次的"整合"。首先，互联网医院实现了院内和院外的整合，互联网医院首先实现的是立足于本机构的医患连接，其延伸了医疗服务的空间和时间，为患者在任何地点和时间获得所需的医疗服务提供了可能，从而拓展了医疗服务场景。其次，互联网医院实现了从疾病到健康管理全流程的整合，在传统以疾病为核心的服务模式下，医疗服务是独立的"点式"结构，存在诊疗与健康管理的脱节，互联网医院的出现为将疾病诊疗延伸到健康管理提供了可能，通过捕捉更为丰富的诊疗信息和健康信息，使得医疗服务具有延展性进而形成"线式"结构，为连接医疗保险、医药研发、精准医学等新兴业态从而构建立体化的医疗服务体系奠定了基础。最后，互联网医院在实体医院基础上实现医院间医疗资源的有机整合，为医疗资源流动和医患需求匹配提供了技术支撑，在合理的激励机制下不同层级医疗资源能够根据自身功能定位选择适宜的服务对象，从而有效利用医疗资源形成分级诊疗格局。

（一）互联网医院服务模式分析

从以上三个不同层次出发，互联网医院服务模式可划分为三类主流模式：实体医院线上服务模式、线上线下整合服务模式、医生资源整合服务模式。

1. 实体医院线上服务模式

以实体医院为主体的互联网医院服务模式通常也被称为实体医院的医疗资源线上服务模式（H + I 模式）。顾名思义，该模式下的主要医疗资源与

---

① 郭珉江、胡红濮：《基于资源整合视角的互联网医疗模式分析及分级诊疗作用机制探讨》，《中国卫生经济》2016 年第 12 期。

服务内容与实体医院的线下模式具有高度相似性，是实体医院服务内容的线上延伸。根据当前互联网医院管理要求，这一模式下的互联网医院服务内容主要包括在线复诊、在线处方、药品配送等。新冠肺炎疫情防控时期，许多医院纷纷上线的基于"常见病、慢性病复诊"的"互联网医院"均可归类至此模式。这一模式面向的主要患者群体为病情较为稳定且以用药为主的慢性病群体。通过互联网医院服务，患者省去了往返医院候诊就诊的时间和精力消耗，另外，通过延伸诊前或诊后的医疗服务（如预约挂号、诊前咨询、诊后随访等）等增强医患互动，有利于进一步提升医疗效率和效果。

2. 线上线下整合服务模式

线上线下整合服务模式（H与I融合模式）的本质是基于互联网建立的分级诊疗体系，主要存在于已有的医联体、医共体或远程医疗服务体系之中。我国医疗资源发展存在地区、层级不平衡，在缺乏有效引导的前提下患者就医往往盲目趋向高级别医疗机构，在一定程度上造成医疗资源的浪费和低效率使用。通过在城市建立医疗联合体，在县域建立医疗共同体，以及建设远程医疗体系，不同级别的医疗机构形成协作共享组织机制，互联网医院为这一协作网络提供了切实可行的服务模式。该模式下的服务内容主要包括在线复诊、在线处方、健康管理等。在分级诊疗体系下构建互联网医院，实现"大医院诊断、小医院治疗"或"大医院治疗、小医院管理"的业务协同，一方面提高了边远地区、医疗资源欠发达地区患者的医疗服务可及性，促进了医疗资源的纵向流动；另一方面提升了基层医疗服务能力，促进了分级诊疗体系的落地。

3. 医生资源整合服务模式

医生资源整合服务模式作为一种以"医生"而不是"医院"为核心的互联网医院服务模式（I＋H模式），更多发展于医生自愿加入的平台型互联网医院，通过平台经济效应实现医患资源的相互吸引和正向匹配，从而实现医生和患者的双赢。该模式下的服务内容除包括前两类模式下的在线复诊、在线处方、药品配送、健康管理等以外，往往还包括诊前在线分诊、诊后随访等延伸服务。相比于前两种模式中脱胎于现实场景下的医疗服务体系，医生资源整合服务模式更加注重线上医疗服务体系的重塑，主要体现在医患互动行为的重塑和评价机制的重塑方面。从医患互动行为来看，由于医生资源整合服务模式重点通过线上服务保持对医生资源和患者资源相互之间的自适应，医患互动行为建立在双方的价值体现上。从医生角度，其在完成基本诊疗服务的基础上，需要通过加强诊前的筛查和诊后的随访以凸显自身价值，提高患者满意度；从患者角度，其在就诊前往往需要投入更多精力进行医疗资源的筛选与比较从而选择与自身需求匹配的医师，通过以上互动进一步强化医患互动，从而形成正向匹配。与此相对应地，以平台型互联网医院为特点的模式下，评价机制是其保证服务质量和促进匹配效率的重要基础，通过在服务质量评价的基础上引入声誉机制，进一步重塑了互联网医院服务价值的内涵。

（二）互联网医院服务内容分析

从对以上模式的分析中不难发现，不同模式下互联网医院的服务内容具有一定的相通性。综合来看，当前互联网医院提供的主要服务内容包括以下几种。

1. 在线复诊

在线复诊是互联网医院最为基础的医疗服务，根据政策的规定，互联网医院多为部分常见病和慢性病提供复诊服务，互联网医院需根据开展业务内容确定诊疗科目，诊疗科目不能超出所依托的实体医疗机构诊疗科目范围。互联网医院的问诊医师有一定资质要求，必须通过国家职业医师资格考试，同时医师须备案获得网上问诊资质。就诊前，患者可在线填写提交相关检查诊断等先前病历资料，或通过配备的可穿戴设备上传基础医疗数据，医师通过远程视频语音为患者诊疗，同时为患者建立电子病历，患者可在线查询诊断治疗方案、处方和医嘱等病历资料。[1] 定价方面，公立医院也就是非营利

---

[1]　常朝娣、陈敏：《互联网医院医疗服务模式及趋势分析》，《中国卫生信息管理杂志》2016年第 6 期。

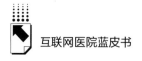
医院主要由医疗保障部门对项目收费标准的上限给予限制，按项目进行管理，营利性医疗机构可自行设立医疗服务价格项目，实行市场调节价格。

2. 在线处方

在线处方主要指针对本院复诊患者已有处方进行在线电子处方开具，从而保证其在无须到院的前提下可持续使用相应处方进行治疗，通常情况下该服务与药品配送服务整合提供，或由医联体或医共体下级医院直接提供。医师须按《处方管理办法》等法规的要求在互联网医院开具电子处方，并确保在线开具处方前掌握患者病历资料，确定患者在实体医疗机构被诊断为某种或某几种常见病、慢性病后再执行在线处方开具，并须标明药品用法用量，对患者进行用药指导。从信息可追溯角度来看，所有处方必须由医师电子签名，经药师审核合格后方可生效。对于特殊药品处方如麻醉药品处方、精神类药品处方以及其他用药风险较高并有其他特殊管理规定的药品处方，禁止在互联网上开具。低龄儿童（6 岁以下）需开具互联网儿童用药处方时，应确定有监护人和相关专业医师陪伴患儿进行就诊。

3. 药品配送

对于患者而言，药品流通为互联网诊疗最后一个环节。2018 年 4 月国务院办公厅印发的《关于促进"互联网＋医疗健康"发展的意见》对医疗机构处方信息与药品零售信息进行联通和共享方面提出明确要求。线上开具的常见病、慢性病处方，经药师审核后，医疗机构可通过院内药房或委托符合条件的第三方机构配送药品。目前药品配送以常温药配送为主，少数互联网医院开通了液体及需要冷链运送的药品配送，患者选择药品配送并缴费后，可实时查看物流详细信息。

4. 健康管理

目前互联网医院基本开放健康养生、科普宣教等健康领域的科学知识功能，部分互联网医院开展健康监测功能，方便医患双向、及时沟通。研究表明，以互联网为载体进行的健康教育，能够打破时间与空间的限制，方便患者在任意时间地点参与学习，及时纠正自己对待疾病方面的缺陷，让医护对患者真正做到全程监护、全程督导、全程参与治疗，增加患者信任，不同程度地提高患者对健康知识的认知水平，帮助患者养成良好的生活习惯等，提高患者的依从性和治愈率。[①]

二 互联网医院服务对医患的影响

（一）互联网医院服务对患者的影响

互联网医院的发展对解决医患信息不对称问题、改变患者就医习惯等方面均可产生一定影响。

1. 互联网医院服务可有效解决医患信息不对称问题

互联网医院提供的疾病信息查询、医生信息浏览以及在线咨询等服务，可以有效解决医患之间的信息不对称问题，满足患者对疾病的认知需求。一方面，患者利用互联网医院平台提问、搜索、浏览疾病健康相关信息。另一方面，患者和医生还会贡献一部分新的信息内容，从而构建医疗保健信息共享生态圈，以满足不同患者的需求。患者的健康信息搜寻行为，始于对健康信息的需求，包括健康的生活方式、基础病理、疾病预防、诊断检查、治疗方法和心理健康等方面。[②] 互联网医院的发展改变了患者的健康信息搜索行为，有学者对不同群体进行分析发现，中青年人、中老年人更愿意使用网络搜寻健康信息，年龄较大的老年人网络搜寻行为频率较低，他们更愿意通过亲属、医务人员等获取医疗保健信息。[③]

2. 互联网医院服务可影响患者就医行为

不同于传统面对面的实体医院线下诊疗服务模式，互联网医院提供的诊

[①] 黄红萍、于阗：《互联网医院在门诊肺结核患者健康教育中的应用》，《中国现代应用药学》2019 年第 9 期。

[②] 刘蕊：《在线医疗社区健康信息搜寻行为对患者依从性的影响研究》，硕士学位论文，北京交通大学，2019。

[③] S. Chaudhuri et al. , "Examining Health Information – seeking Behaviors of Older Adults," *CIN*: *Computers*, *Informatics*, *Nursing* 31 (2013); R. Say, M. Murtagh, R. Thomson, "Patients' Preference for Involvement in Medical Decision Making: a Narrative Review," *Patient Education & Counseling* 60 (2006).

疗服务跨越时空，具有开放、交互、便捷和跨界等特点。互联网医院服务对患者就医的各个环节均产生了一定影响，包含寻医、择医、就诊和反馈阶段。首先，患者基于自身的症状与诉求，利用互联网医院平台可以方便地查询、检索相关病症信息，包括症状信息、治疗手段、药物和检查信息、治疗费用及流程途径等。其次，互联网医院平台能够提供医生的个人简介信息供患者浏览，患者根据在互联网医院平台上收集到的医生信息、患者评价等内容选择合适的医生开展互联网诊疗。再次，患者在互联网医院平台上在线就诊，就诊方式包括图文、电话、视频咨询等，患者的线上就医意愿和就医行为受到平台、医方、患方等各方面因素影响。包括平台的有用性、易用性以及安全性，医生的专业能力、响应能力、沟通能力等，以及患者的感知风险和信任。最后，区别于线下诊疗，患者完成线上就诊环节后可以通过投票、评论等方式反馈自己的就诊感受和满意度，增加医患之间的沟通和互动，以对其他患者的就医选择产生影响。评价的对象包括服务质量、服务效果、服务态度等。患者的线上评医维度，包括服务的安全性、服务态度、医疗技术水平、操作便利性、医患沟通情况、治疗效果、医生提供的情感支持和信息支持等，[1] 其中服务态度和治疗效果是患者最为关注的内容。[2]

（二）互联网医院服务对医生的影响

互联网医院提供的诊疗服务同样也对医生的服务提供行为产生影响，本部分从医生的知识贡献、医患互动模式、医生协同工作三个方面分析互联网医院服务对医生产生的影响。

1. 互联网医院服务促进了医生的知识贡献

医生知识贡献行为是指医生在提供互联网医院服务时输出自身医疗专业

[1] 王靖君、邢花：《基于 Kano 模型的互联网医疗用户满意度影响因素研究》，《上海医药》2018 年第 17 期；孙伟伟：《医生在线信息支持和情感支持对于患者满意度的影响研究》，硕士学位论文，哈尔滨工业大学，2019。

[2] H. Hao et al. , "A Tale of Two Countries: International Comparison of Online Doctor Reviews Between China and the United States," *International Journal of Medical Informatics* (2017) .

知识，供患者或其他医生查询、浏览、了解的一系列活动，如通过撰写科普文章、回答患者咨询、与患者互动交流等都属于医生的知识贡献行为。医生的知识贡献行为动机主要包括心理感知、服务利他、功能使用、情境期望和经济刺激，[①] 心理感知如新鲜感、价值体现和分享愉悦等，是引起医生知识共享行为的直接原因；服务利他是医生认识到的帮助患者的责任和使命，是医生知识贡献行为的内在驱动力；功能使用如提升能力、辅助随访、辅助科研、隐私保护等，是知识贡献行为的外在驱动力；情境期望如自身知名度的提升、个人品牌塑造、患者信任度增加等，是知识贡献行为的社会性动机；经济刺激主要包括增加收入、增加患者咨询量等，是知识贡献行为的经济性动机。总之，医生的知识贡献行为在帮助患者的同时，可以实现自身专业技能的拓展和声誉的提升，形成知识价值的共创。相较于初中级职称的医生，高级职称的医生知识贡献行为更为常见；相较于一级、二级医院，三级医院的医生知识贡献意愿更强烈。

2. 互联网医院服务重塑医患互动模式

医患互动行为主要是指医生提供服务给患者，患者将服务体验反馈给医生的行为，即医生、患者共同参与的医患沟通、互动过程。医患沟通一直以来都是社会关注的热点问题，互联网诊疗服务模式能够打破传统医疗模式的时空限制，拓宽医患交互渠道，降低医患沟通成本。[②] 但同时，在线虚拟环境中的信息不确定性及不对称性、医疗服务的特殊性、患者隐私安全等新的风险因素也可能造成信息冗杂、虚假等问题，从而降低沟通效率。医生对图文咨询、电话咨询、患友会小组等功能的使用宽度和深度影响了医生的在线咨询量，以患者好评率、感谢信数量、虚拟礼物数量等为代表的医生线上声誉越高，在线咨询量越高。

---

① 孙悦：《在线医疗社区用户知识贡献行为与知识贡献度评价研究》，博士学位论文，吉林大学，2018。

② 吴红：《基于服务提供与定价视角的在线医患多阶段交互机制研究》，博士学位论文，华中科技大学，2019。

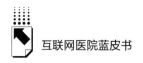

3. 互联网医院服务构建医生协同工作机制

医生之间的交互行为是指在参与互联网医院服务过程中医生与医生之间的互动与沟通，如在远程会诊、在线转诊过程中发生的交互行为。远程会诊有利于优化医疗资源配置，提高基层医生的诊疗能力，是典型的医生之间的交互模式。其运行过程包括邀请方和受邀方两方医生，邀请方医生是患者的直接代理人，当患者决定开展远程诊疗时，邀请方医生发起远程会诊服务，受邀方医生根据自身情况选择是否接受邀请。由此可见，远程会诊的核心是邀请方医生与受邀方医生之间的交互行为。远程会诊中双方医生之间的互动程度受系统平台技术水平、服务价格、运营成本、利益分配机制，以及法律责任归属等因素的影响。

三 互联网医院服务的效果评价

互联网医院服务是指以互联网为载体，由医疗机构和具有医疗资质的人员通过信息技术与医疗服务融合，提供的一定范围内的医疗卫生服务。互联网医院是国家支持和推动的医疗服务新模式，然而对其服务效果仍缺乏系统的评价，为此，本报告尝试从互联网医院提供的相关诊疗服务的质量、可及性、反应性等角度以及卫生经济学上进行评价。

（一）互联网医院服务的质量评价

借鉴对传统医疗服务质量的评价维度，本报告从互联网医院服务的可接受性、有效性、适宜性、连续性和安全性等方面进行评价。

1. 互联网医院服务的可接受性评价

可接受性是指互联网医院所提供的服务，在以患者为中心、尊重患者的偏好需求与价值观方面使患者乐于接受的程度。不同于传统医疗服务模式，互联网医院平台同时服务于患者和医生双边用户，在评价互联网医院的服务可接受性的同时，应考虑患者和医生的可接受性。

患者的可接受性方面，已有研究显示患者具有较好的接受度。相关研究结果显示，93.5%的患者愿意继续使用互联网医院服务平台，81.8%的患者表示会向他人推荐此类平台，但也有25.7%的患者认为线上和线下的医疗服务衔接差，真正有病时还是会选择线下实体医院就诊。① 具体来看，患者对非医疗环节的接受度高于对医疗环节的接受度，② 年轻患者对互联网诊疗服务接受程度更高；距离实体医院的交通时长较长的患者接受性更好；慢性疾病患者的接受性更好。③ 互联网医院的监管体系不健全、医疗保险支付困难、隐私安全等问题是影响患者接受度的重要因素，如目前很多互联网医院无法实现电子医保卡结算，纳入医保服务项目少，在一定程度上降低了参保人对互联网医院的接受度；超过80%的患者担心使用互联网诊疗服务会使自身的健康医疗数据被窃取。④ 此外，基层医疗机构服务的老年人数量更多，受老年人经济状况、互联网素养等因素影响，近半数老年人用户无法通过手机或者网络的方式获取医务人员的健康指导和帮助。⑤

医务人员的可接受性方面，医生的性别、年龄、文化程度、职称、工作年限及所在医院的等级均会影响其对互联网诊疗服务的接受意愿。具体来看，男性医生较女性医生具有更强的技术敏感性和好奇心，更愿意使用此类服务；文化程度越高、职称越高、工作年限越长的医生越愿意采纳互联网诊疗服务；三甲医院的医生比其他等级医院的医生更愿意使用互联网诊疗服务。与此同时，医生的绩效期望、努力期望、社会环境影响、技术的易用性等均会对医生的接受意愿和接受行为产生显著正向影响。医生转化率不足是制约互联网医院发展的问题之一，广东省的一项调查发现医生的互联网诊疗

① 马骋宇等：《在线医疗服务平台的用户使用及满意度调查研究》，《中国医院管理》2018年第4期。
② 肖飞、樊光辉：《武汉地区"互联网＋医疗服务"接受认可度影响因素分析》，《中华医院管理杂志》2020年第5期。
③ 杨立成等：《互联网医疗服务接受度及影响因素研究》，《中国医药导报》2019年第32期。
④ E. C. O'Brien et al.，"Patient Perspectives on the Linkage of Health Data for Research：in Sights from an Online Patient Community Questionnaire," *International Journal of Medical Informatics* (2019).
⑤ 徐明等：《社区卫生服务中心开展"互联网医疗"的现状分析》，《中国初级卫生保健》2019年第5期。

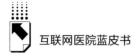

服务使用率为47.5%。① 相对于发达地区，重庆市贫困地区71.2%的医务人员愿意使用远程医疗，但实际使用率仅有47.1%。②

2. 互联网医院服务的有效性评价

有效性是指互联网医院通过提供科学医学服务和诊断，使患者病情得到有效控制的特性。具体表现为互联网医院所提供的医疗服务，如远程诊疗、远程护理、复诊、健康管理和术后康复等服务能否有效解决疾病问题，提高诊疗效果，改善患者生命质量。如一项探讨远程会诊对急性缺血性脑卒中患者的诊疗效果研究发现，远程会诊通过促进区域化网络协同提升了治疗效果。一方面，有效缩短了诊疗时间，患者入院到CTA检测，起病至溶栓，入院至静脉溶栓药物开始治疗的时间分别缩短了29.61分钟、35.09分钟和36.05分钟。另一方面，溶栓比率和患者预后方面明显提高和改善，溶栓率提高26.8%，并发症发生率下降22.3%。③ 中国人民解放军总医院通过远程护理开展老年慢性心力衰竭治疗，结果发现干预时间超过三个月后，远程护理对生活质量的评分高于常规护理模式，且干预时间越长，远程护理的效果越明显，远程护理患者的再入院率越低。④

对于慢性病患者来说，互联网医院通过提供健康咨询、健康教育、实时监测和用药指导等服务，提高了患者的自我健康管理意识，增加了慢性病人的用药依从性。⑤ 在一项对6家社区康复中心300例高血压和糖尿病患者进行的为期1年的随机对照试验中，研究发现采用远程诊疗的实验组在医生诊疗水平、患者满意度以及高血压和糖尿病的控制率指标等方面均优于未使用

① 陈秀彦：《医生群体对互联网医疗使用意愿的影响因素研究》，硕士学位论文，南方医科大学，2018。
② 蔡金龙等：《贫困地区医务人员远程医疗使用意愿及影响因素调查——以重庆市城口县为例》，《现代预防医学》2020年第15期。
③ 苟亚军等：《远程医疗会诊在区域化网络协同诊治急性缺血性脑卒中的应用研究》，《第三军医大学学报》2020年第19期。
④ 蔡伟萍等：《基于远程医疗的个案管理模式在老年慢性心力衰竭患者院外管理中的应用》，《转化医学杂志》2020年第3期。
⑤ S. L. Ayer, J. J. Kronenfeld, "Chronic Illness and Health-seeking Information on the Internet," *Health* 11（2007）.

远程医疗的对照组。[①] 在术后康复管理上，在一项基于互联网诊疗的腰椎间盘突出患者的干预实验中，通过开展基于互联网的定期规范管理（包括视频展示动作、纠正不规范动作、提醒康复训练，健康科普推送以及适应性调整方案和强度），患者治疗效果优于传统组，满意度达到 94.42%（传统组 78.30%）。[②]

3. 互联网医院服务的适宜性评价

适宜性是指互联网医院在服务提供过程中所使用的诊疗手段适应患者所需要的医疗服务，不存在过度提供或者提供不足现象。互联网技术在医疗服务提供中的应用，在提高服务的适宜性、精准匹配医患等方面均有显著提升。河北省衡水市第六人民医院探索利用互联网诊疗技术，开展妊娠期糖尿病孕妇血糖监测与控制。通过为孕妇制订个性化营养计划、指导健康运动、定时监测血糖等干预措施，有效控制孕妇血糖，降低了孕妇剖宫产、产后出血、胎儿窘迫的发生率；新生儿为巨大儿，新生儿窒息、低血糖等情况的发生率更低。[③]"好大夫"运营的互联网医院通过组建专业医疗团队、提供网上分诊服务、根据患者病情匹配所对应的医生、根据医生的专业特长筛选适合的患者，弥补了传统医疗体系医患匹配错位的缺陷，促进了分诊服务的精准性，能够按照患者需求合理匹配对应的医疗资源，也能使医生筛选出适合的患者，实现供需之间的精准匹配。

4. 互联网医院服务的连续性评价

连续性是指，通过"互联网＋"相关技术，互联网医院为患者提供持续的医疗服务和健康关注，保证线上服务不同服务环节和服务阶段之间、线上服务与线下服务之间的衔接顺畅，以获得最佳的治疗效果。

互联网医院为患者提供的远程会诊、在线复诊等服务是实施分级诊疗的

---

① 钟正荣等：《运用远程医疗技术提升社康中心服务质量的研究》，《中国医学工程》2017 年第 8 期。

② 陈珂：《基于互联网＋的腰椎间盘突出症"医院－家庭"康复治疗模式研究》，硕士学位论文，成都体育学院，2019。

③ 杨秋玲：《互联网＋医疗管理模式对妊娠期糖尿病孕妇妊娠结局的影响》，《河北医药》2020 年第 20 期。

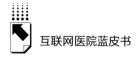

一种有效手段，也是提高上级医院和基层医院协同合作能力和医疗服务连续性的重要途径。尤其是实体医院线上服务模式下开展的远程会诊效果更加明显。杭州市基于互联网诊疗平台构建了"医院—社区—家庭"无缝衔接的医联体转诊体系，其中钱塘新区河庄街道社区卫生服务中心与浙江省中医院依托互联网信息平台，实现签约居民"首诊在社区，转诊上医院，康复回基层"的分级诊疗体系；西湖区三墩镇社区卫生服务中心与上级医院开设联合病房，向失能居民提供照护服务；下城区朝晖街道社区卫生服务中心全科医生通过"智慧云平台"获取出院患者的慢病长处方，介入其健康管理过程。①

此外，有研究结果表明，线上医疗服务与线下医疗服务协同开展，将对慢性病人的健康管理起到良好的防控效果。马鞍山十七冶医院通过建立"天使护胃"互联网诊疗平台，一方面通过线上服务，为消化性溃疡患者建立电子健康档案，提供个性化健康管理方案，定时推送疾病知识、用药指导和急救视频；另一方面点对点对接患者所在社区卫生服务中心（站），医院与社区进行联合诊疗，定期为患者开展随访、咨询答疑等服务。通过线上线下的协同、连续服务，患者的慢性病评价、自我效能评分均有所提高，主要症候显著下降。②

5. 互联网医院服务的安全性评价

安全性评价包括质量安全和信息安全两个方面。质量安全是指互联网医院在提供服务过程中，为避免因医疗差错等导致的患者伤害，对医师、药师资格审批、处方、医疗行为、投诉等的安全管理。由于目前我国互联网医院提供的服务以复诊和慢性病指导为主，所以对其质量安全的分析多从用药安全、执业药师证挂靠等方面开展。目前，在互联网诊疗服务中出现的医疗纠纷数量不多，报道显示，2017 年"好大夫在线"尝试付费问诊模式后，付

---

① 周华等：《"杭州市医联体、互联网＋医疗健康建设"专家主题研讨》，《中国全科医学》2020 年第 S1 期。
② 汪春燕等：《基于"互联网＋"的医院—社区—家庭三元联动健康管理模式在消化性溃疡患者中的应用》，《护理学杂志》2020 年第 15 期。

费患者投诉开始增多，绝大多数是对于在线问诊结果不满意、要求退款的投诉，在成立投诉处理中心后投诉开始减少，医疗质量也有所改善。[①]

信息安全是指互联网医院涉及的患者隐私权保护和个人健康信息安全等问题。2018 年，《互联网医院管理办法（试行）》中提出"互联网医院信息系统按照国家有关法律法规和规定，实施第三级信息安全等级保护"。三级等保是互联网医院开展医疗服务的第一道安全防线，涵盖定案备案、规划设计、建设整改、等保测评以及运营管理等五个环节。截至 2020 年 4 月 30 日，全国仅有 52.57% 的三级医院通过三级等保测评，[②] 互联网医院的安全建设仍不容乐观。为保证互联网医院的诊疗安全，行业内部通过规范诊疗流程来提高系统的安全性。如"阿里健康"打造码上放心平台，依托互联网医院在医院和目的地药店对处方进行双重核查，以防止药品虚假销售、药品串换销售（非药品替代药品，非医保药替换医保药）以及一药多卖等现象的出现；利用人脸识别和区块链技术，监管医疗保险费用的支付过程，保障医保支付的安全性。"好大夫智慧互联网医院"赋予患者拒绝披露医患交流信息的权利，患者有权申请并将其医患沟通交流内容设置为隐私且不予公开。[③]

（二）互联网医院服务的可及性评价

可及性是指患者获取互联网医院提供的医疗服务以满足其就医需求的可能与机会的程度。我国的医疗资源在东、中、西部地区之间以及城乡之间存在分布不均衡、优质医疗资源相对集中等问题。偏远地区居民的就医时间成本和交通成本等间接成本较高，医疗服务的可及性较低。以远程会诊为代表的互联网医院诊疗服务打破了时空限制，促进了优质医疗资源的流动，在提

---

① 《一句回复450元每天退款100单 好大夫在线问诊遭投诉》，新浪网，2019 年 6 月 7 日，https：//finance. sina. com. cn/roll/2019 – 06 – 07/doc – ihvhiews7260662. shtml。
② 《2018—2019 年度中国医院信息化状况调查报告》，中国医院协会信息专业委员会网站，2019 年 9 月 1 日，https：//www. chima. org. cn/Html/News/Articles/4878. html。
③ 《好大夫在线隐私保护政策》，好大夫在线网站，2019 年 12 月 9 日，https：//www. haodf. com/info/privacy_ policy. php。

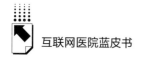

高医疗服务可及性方面有显著效果。

浙江省舟山市普陀区通过搭载互联网医院平台，克服海岛特殊地理位置的限制，由普陀医院提供远程专家门诊、远程临床会诊、远程放射诊断、远程心电诊断、网上预约挂号、网络双向转诊等服务功能，确保岛上居民"足不出岛"就可以享受上级医院专家的远程会诊、康复和护理等服务。[①]2017 年，"微医"与河南省平顶山市郏县合作开展健康扶贫项目，探索建立区域互联网医院模式，在县级医院建立智能分级诊疗云平台，乡镇卫生院配备"流动医院"云巡诊车，为村卫生室配备云巡诊包，合理地推动了医疗资源的流动，在一定程度上解决了医疗资源分布不均衡的问题，提高了基层居民的医疗服务可及性。[②]

此外，互联网医院服务在应对重大突发传染病疫情、提高群众疫情防控时期就医可及性方面效果显著。国家卫健委统计数据显示，疫情防控时期委属管医院互联网诊疗人次同比增长了 17 倍，第三方的互联网诊疗咨询增长了 20 多倍，线上处方流转增长了近 10 倍，保障了人民群众的就医需求。[③]美国纽约的互联网医院是美国最大的医疗保健安全网络，在 2020 年新冠肺炎疫情暴发之前，每年为超过 100 万名患者提供线上服务，其在新冠肺炎疫情发生后对系统进行了转换，完成了每月 30 万余次的健康咨询。[④]

（三）互联网医院服务的卫生经济学评价

由于卫生资源的稀缺性，因此在利用有限的卫生资源去满足不同的卫生服务需要时，要考虑如何更有效率地利用和分配卫生资源，避免资源浪费。

---

① 张国强：《浙江舟山群岛网络医院的创新实践》，《中华医院管理杂志》2017 年第 2 期。
② 《从 107 家互联网医院数据，洞察服务创新模式以及未来发展路径》，健康界网站，2020 年 2 月 4 日，https：//www. cn － healthcare. com/article/20200204/content － 529863. html。
③ 《互联网医疗助力处方药外流，市场规模有望达 4000 亿元》，凤凰网，2020 年 12 月 18 日，https：//finance. ifeng. com/c/82ItMHBr4Gz。
④ J. Lau et al. ，"Staying Connected In The COVID － 19 Pandemic：Telehealth at the Largest Safety-net System in the United States," *Health Affairs* 39（2020）.

卫生经济学评价就是应用经济学评价的方法，对各种不同的卫生服务方案进行评价和选择的方法或过程。本部分从卫生经济学角度，从成本效果、成本效用、成本效益三个维度对互联网诊疗服务进行评价。

成本效果方面，相关研究成果证明，互联网诊疗模式能够有效提高患者的健康管理能力，改善患者治疗效果。如相关研究以高血压患者为研究对象，将远程监测、远程教育等作为干预手段，通过开展随机对照试验发现利用互联网诊疗进行控制的干预组患者的血压、总胆固醇、三酰甘油等相关生理指标都有效降低，干预组的血压控制情况、患者治疗依从性、自我健康管理能力及健康行为明显好于对照组。[1]

成本效用方面，通常用"质量调整生命年"（Quality-adjusted life years，QALYs）来评价和比较某种健康干预措施的效用。多数研究结果表明互联网诊疗能够有效改善患者的生命质量，如在一项以溃疡性结肠炎患者为研究对象、以远程监测为健康干预手段的研究中，研究者通过随机对照试验发现，每增加一个质量调整生命年可以节省患者84%的成本。[2] 但也有少量研究认为互联网诊疗手段对于患者生命质量的改善效果不明显，如一项以偏远社区医院的骨科患者为研究对象的研究将远程视频会诊作为干预手段，研究者通过随机对照试验发现干预组和对照组的质量调整生命年没有显著的统计学差异。[3]

成本效益方面，国内外相关研究尚未形成一致性结果。部分研究认为互联网相关诊疗服务可以节约患者的就医成本和医保费用；也有一些研究者认为新技术的使用增加了就医成本和卫生总费用。国家远程医疗与互联网医学

① 倪佩川、徐勤燕、钱秋芳：《互联网医疗下个案管理在中青年高血压患者中的应用效果》，《实用心脑肺血管病杂志》2018 年第 10 期；J. Y. Kim et al. , "The Influence of Wireless Self-monitoring Program on the Relationship between Patient Activation and Health Behaviors, Medication Adherence, and Blood Pressure Levels in Hypertensive Patients: A Substudy of a Randomized Controlled Trial," *Journal of Medical Internet Research* 18 (2016)。

② Del Hoyo J. et al. , "Telemonitoring of Crohn's Disease and Ulcerative Colitis (TECCU): Cost-Effectiveness Analysis," *Journal of Medical Internet Research* 21 (2019).

③ A. Buvik et al. , "Cost-effectiveness of Telemedicine in Remote Orthopedic Consultations: Randomized Controlled Trial," *Journal of Medical Internet Research* 21 (2019).

中心的测算结果显示，2016～2017年我国远程医疗的应用使人均医疗费用节省了12146.04元，人均非医疗费用节省了11124.69元。[①] 目前多数研究表明，互联网诊疗服务能够节约患者的交通费、食宿费等间接就医成本，从而降低总的医疗费用。例如在一项利用远程康复护理平台对糖尿病足溃疡患者的护理应用中，发现远程康护组平均康复治疗费用为1170元，远远低于传统诊疗方式的7230元，远程康护有效了降低患者的医疗费用。[②] 但也有研究者发现互联网诊疗服务并没有节省医疗费用，远程血压监测确实可以降低直接医疗费用，但也增加了可佩戴设备使用费等间接费用，导致整体医疗成本的增加，[③] 额外的成本可能会通过提高患者依从率，降低并发症发生率以及减少就医行为而节约未来成本。此外，一项针对美国远程诊疗的成本测算研究发现，由于服务的便利性释放了患者更多的就医需求，患者的就诊次数较线下更多，远程诊疗并没有使总的卫生费用下降，但患者的服务可及性提高了。[④]

（四）互联网医院服务反应性评价

患者满意度是指患者在整个互联网医院诊疗过程中的主观感受，也是测量服务反应性的重要内容。医生的专业技术水平、诊治效果和服务态度，互联网诊疗费用，平台的服务环境以及诊疗的方便快捷程度等方面均能影响患者的满意度。

---

① 罗翔予：《非营利性医院远程会诊价格测算及实用效果评价》，硕士学位论文，北京中医药大学，2019。

② 王俊思等：《远程视频指导下的糖尿病足溃疡患者居家康复护理实践探索》，《上海医药》2020年第14期。

③ A. Stoddart et al. , "Telemonitoring-based Service Redesign for the Management of Uncontrolled Hypertension (HITS): Cost and Cost-effectiveness Analysis of a Randomised Controlled Trial," *BMJ Open* 3 (2013); B. Kaambwa, et al. , "Telemonitoring and self-management in the control of hypertension (TASMINH2): a cost-effectiveness analysis," *European Journal of Preventive Cardiology* 21 (2014).

④ J. S. Ashwood et al. , "Direct-to-consumer Telehealth May Increase Access to Care but does not Decrease Spending," *Health Affairs* 36 (2017).

互联网医院的患者满意度普遍高于传统医疗模式下的患者满意度，如"好大夫在线"的用户满意度平均评分为 99 分。[①] "春雨医生"发布的《2017 年互联网医疗价值报告》中指出，其患者好评率达到 98.37%。[②] 浙江大学医学院附属妇产科医院在疫情防控时期的满意度调查中发现，其患者满意度好评率为 99.23%，给予满意度评价的 259 人（共 844 人，占 30.69%），其中"回复及时"是满意度最高的评论选项。[③] 北京大学首钢医院 2020 年 2 月对线上问诊服务的满意度进行调查，调查内容包括专业性（医生医术高超、医疗经验丰富、在服务中给予用药指导、在服务中给予治疗建议、问题得到解决）、服务态度（医生态度热情、十分敬业、耐心仔细、感觉医生认真负责）和服务时效（接诊速度快、回复及时）等，调查结果显示满意度平均分为 4.96 分（总分为 5 分），其中皮肤科、妇科、小儿科服务评分为 5分，内科、骨科服务评分分别为 4.9 分、4.8 分。[④] 相关研究还发现，在互联网医院的发展过程中，患者的持续线上咨询能够明显提高线下的就诊意愿和就诊行为，互联网医院持续线上咨询服务能够促进患者的日常健康管理，使患者能够及时发现自身存在的健康问题，并及时线下就诊。[⑤]

① 马骋宇：《在线医疗社区医患互动行为的实证研究——以好大夫在线为例》，《中国卫生政策研究》2016 年第 11 期。
② 《春雨医生发布〈2017 年互联网医疗价值报告〉》，"春雨健康"搜狐号，2018 年 2 月 9 日，https://www.sohu.com/a/221919436_726139。
③ 孙瑜等：《妇产科医院互联网医疗服务探索》，《预防医学》2020 年第 6 期。
④ 刘颖、雷福明、周娟：《对医院开展线上问诊服务满意度现状分析》，《中国卫生标准管理》2020 年第 12 期。
⑤ 陈家和、马锦炉、张育玮：《互联网医疗下患者持续线上咨询和线下就诊意愿影响因素研究》，《中国全科医学》2020 年第 25 期。

B.4
互联网医院医保支付及管理

吕兰婷*

摘　要：　研究发现，目前我国互联网医院医保支付存在申请成为"互联网＋"医疗服务医保定点的准入门槛过高、"复诊"定义过于狭窄、医保支付病种扩展方法科学性尚待提高、线上线下医保待遇一致难以体现线上服务的优越性和特殊性、诊察费统一定价难以满足多层次需求、处方流转渠道虽多但难以畅通等问题。本报告认为未来仍需加强对互联网医院的医保协议管理和医疗服务监管，进一步明确互联网医院医保支付范围、标准和水平，疏通药品外配不同渠道的制度堵点。本报告将在总结国内互联网医院服务创新性及其医保制度的实践基础上，提出完善我国互联网医院医保制度的政策建议，以供国家和医院决策层参考。

关键词：　互联网医院　医保支付　医保制度

国家医保局2020年10月发布的《关于积极推进"互联网＋"医疗服务医保支付工作的指导意见》（医保发〔2020〕45号，以下简称"45号文"）对互联网医院的医保支付工作做了详细的规定，增强了互联网医院这一医疗服务新业态的发展信心。国家医保局2021年1月最新发布的《医疗

---

* 吕兰婷，管理运筹学博士，中国人民大学公共管理学院副教授，中国人民大学卫生技术评估与医药政策研究中心执行主任，硕士生导师，主要研究方向为卫生政策与管理、卫生经济学等。

机构医疗保障定点管理暂行办法》和《零售药店医疗保障定点管理暂行办法》，与 45 号文精神保持一致，对互联网医院如何纳入定点管理等问题进行了明确规定，于 2021 年 2 月 1 日落地实行。新冠肺炎疫情防控时期，为方便慢性病患者复诊取药、减少医院人流量，有些地方上的医保部门也对由互联网医院开具处方，慢特病患者到居住地附近的定点零售药店取药这种做法进行了探索，该项规定获得了官方认可，为互联网医院医疗服务新业态的发展带来了新的发展机遇。但其发展过程中仍存在不少问题，本报告将重在分析互联网医院在实践过程中遇到的问题及其原因，指明今后政策不断完善的方向。

一 相关概念与政策梳理

（一）相关概念辨析：互联网医疗、互联网医院、远程医疗

有关互联网医疗服务的概念很多，主要有"互联网医疗"、"互联网医院"和"远程医疗"。这些概念也曾相继出现在政府政策文件中，所以有必要先厘清相关概念之间的关系，再就"互联网医院"展开论述。具体而言，互联网医疗是借助互联网平台，将物联网、云计算乃至大数据等与传统医疗服务深度融合后产生的新型医疗服务业态的总称。[1] 互联网医疗是以互联网为载体，开展健康咨询、疾病评估、电子处方开具等医疗健康服务的新兴产业。[2] 由此而知，互联网医疗是医疗业态发展进化的产物。互联网医院是医疗机构或医院尝试将实体医院、医生和患者通过互联网平台进行整合，从而形成的更高效、合理的诊疗平台。[3] 互联网医院是具体开展互联网医疗服务

---

① H. E. Fuentes et al. , " Validation of a Patient-completed Caprini Risk Score for Venous Thromboembolism Risk Assessment," *TH Open* 1（2017）.

② 周莉等：《互联网医院运行现状与发展思路》，《中国医院管理》2019 年第 11 期。

③ 张筱烽、林晖：《基于"互联网＋医疗"的网上健康服务业有关问题研究》，《四川医学》2016 年第 6 期。

的组织，是互联网医疗得以落地的关键一步。按照主体的不同，可以将互联网医院分为两种类型。一种是以实体医疗机构为主体，即由实体医疗机构申请设置的互联网医院，将其医疗服务从线下拓展到线上，如浙江大学第一附属医院互联网医院、上海市儿童医院互联网医院等；另一种是第三方机构通过与所依托的实体医疗机构及其他实体医疗机构注册的医师协作建立的互联网医疗服务平台。如"微医""春雨医生""好大夫在线""丁香医生"等。两者的不同之处在于：前者的核心是医疗，更强调医疗的安全性与公益性；后者的核心是互联网，注重成功的商业模式。按照性质的不同，可以将互联网医院分为综合互联网医院、专科互联网医院、儿童互联网医院和中医互联网医院等。所谓远程医疗，就是利用计算机，通过网络通信技术，完成医生和病人之间远距离的诊断、会诊、监护以及治疗等医疗行为，使医生和患者因地域差距而无法进行即时诊治的问题得以解决。[1]"远程医疗""互联网医疗""互联网医院"的最大不同之处在于，"远程医疗"是一种特殊的医疗手段，是开展远距离医疗行为的辅助工具，是医生与病人的交流平台。三者其实是一个范围逐渐缩小的关系，"互联网医疗"的内涵大于"互联网医院"。互联网医院只是互联网医疗形成的最终实体之一，而远程医疗是互联网医院开展的具体业务形式之一。本报告主要讨论互联网医院内医疗服务的医保制度问题。

（二）政策文件梳理

1. 互联网医疗相关政策文件

《国务院关于积极推进"互联网＋"行动的指导意见》（国发〔2015〕40号）和《"健康中国2030"规划纲要》可以说是最早提及互联网医疗的政策文件。2015年《国务院关于积极推进"互联网＋"行动的指导意见》提出要推广在线医疗卫生新模式，发展基于互联网的医疗卫生服务。[2]

---

[1] 卢方建：《远程医疗系统的发展与展望》，《数码设计》（下）2019年第4期。

[2] 《国务院关于积极推进"互联网＋"行动的指导意见》，中国政府网，2015年7月4日，http：//www.gov.cn/zhengce/content/2015－07/04/content_10002.htm。

2016 年《"健康中国 2030"规划纲要》对基于互联网的健康服务也提出了明确的要求。① 2018 年《关于促进"互联网 + 医疗健康"发展的意见》的出台标志着促进互联网与卫生领域深度融合发展的政策已逐渐细化。

为贯彻落实上述文件相关要求，国家卫生健康委员会和国家中医药管理局相继制定了《互联网诊疗管理办法（试行）》《互联网医院管理办法（试行）》《远程医疗服务管理规范（试行）》。以上三个文件对互联网诊疗行为、互联网医院开展服务的准入要求和远程医疗的实现条件做出了详细规定，对指导社会主体开展"互联网 +"医疗服务具有重大意义。

2. 互联网医院医保制度相关政策文件

2018 年《关于促进"互联网 + 医疗健康"发展的意见》出台，指出要逐渐把符合条件的互联网诊疗服务纳入医保支付范围，建立费用分担机制，方便群众就近就医，促进优质医疗资源有效利用。② 但是哪些诊疗服务可以被纳入医保支付范围迟迟没有相关政策规定。2019 年 8 月，国家医疗保障局发布了《关于完善"互联网 +"医疗服务价格和医保支付政策的指导意见》，该意见进一步明确线上线下按照公平原则配套医保支付政策，并初步规定"互联网 +"医疗服务医保支付政策要明确医保支付范围、完善医保协议管理。③

互联网医疗在 2020 年新冠肺炎疫情防控时期由于需求暴增而快速发展，互联网医疗领域的相关业务不断扩展。为方便参保人员就医购药、减少人群聚集和交叉感染风险，《国家医保局　国家卫生健康委关于推进新冠肺炎疫情防控期间开展"互联网 +"医保服务的指导意见》规定，卫生健康行政部门批准设置的互联网医院或批准开展互联网诊疗活动的医疗保障定点医疗

---

① 《中共中央　国务院印发〈"健康中国 2030"规划纲要〉》，中国政府网，2016 年 10 月 25 日，http：//www. gov. cn/xinwen/2016 – 10/25/content_ 5124174. htm。

② 《国务院办公厅印发〈关于促进"互联网 + 医疗健康"发展的意见〉》，中国政府网，2018 年 4 月 28 日，http：//www. gov. cn/xinwen/2018 – 04/28/content_ 5286707. htm。

③ 《国家医疗保障局关于完善"互联网 +"医疗服务价格和医保支付政策的指导意见》，国家医疗保障局网站，2019 年 8 月 30 日，http：//www. nhsa. gov. cn/art/2019/8/30/art_ 37_ 1707. html。

机构，只要和统筹地区医保经办机构签订补充协议，其开展的常见病、慢性病"互联网＋"复诊服务就可以被纳入医保基金支付范围。[①] 为落实国家关于加强新冠肺炎疫情防控工作的决策部署以及武汉市相关决策，有效确保参保人员的就医和购药能够顺利进行，早在 2020 年 2 月 23 日，武汉市医疗保障局就已针对疫情防控和日常医疗保障公布了 18 条政策措施，支持将"互联网＋"医疗服务纳入医保支付范围。2020 年 2 月 26 日，武汉市医疗保障局为微医互联网总医院开通了医保支付通道。微医互联网总医院的服务对象是武汉市门诊重症（慢性）疾病的参保人员，具体服务内容包括为参保人员提供线上诊断、处方外配、在线支付和线下药品配送上门服务，该医院成为武汉首家纳入医保支付的平台型互联网医院。受新冠肺炎疫情影响和国家政策支持，其余各省的"互联网＋"医疗服务也开始探索将"互联网＋"医疗服务纳入医保支付。

2020 年 10 月，《国家医疗保障局关于积极推进"互联网＋"医疗服务医保支付工作的指导意见》出台，作为"互联网＋"医疗服务医保支付工作的最新政策成果，它从协议管理、支付政策、经办服务等方面对"互联网＋"医疗服务医保支付工作进行了规定，并指出要率先保障门诊慢特病等复诊续方需求，显著提升长期用药患者的就医购药便利性。[②] 为防范和应对未来互联网医疗医保支付工作可能存在的风险和挑战提前做了相关指示。

但是，在实际访谈过程中发现，互联网医院提供的主要服务即问诊和开药，在医保制度方面仍存在很多问题。在诊察方面，很多地方制定了统一的线上挂号费，例如浙江的线上挂号费统一为 15 元，难以满足不同患者的多样化诊疗需求；在药品方面，很多基于实体医院开展的互联网医院在复诊处

---

① 《国家医保局　国家卫生健康委联合印发〈关于推进新冠肺炎疫情防控期间开展"互联网＋"医保服务的指导意见〉》，中国政府网，2020 年 3 月 3 日，http：//www. gov. cn/xinwen/2020 - 03/03/content_ 5486260. htm。

② 《国家医疗保障局关于积极推进"互联网＋"医疗服务医保支付工作的指导意见》，中国政府网，2020 年 10 月 24 日，http：//www. gov. cn/zhengce/zhengceku/2020 - 11/03/content_ 5556883. htm。

方流转的过程中遇到了很多问题，患者不能真正地"脱卡支付"，使互联网医院的初衷"让患者少跑路"受到了挑战，如若这一关难以突破，那么患者对于互联网医院服务的体验满意度将大大下降。

二 互联网医院医保制度存在的问题及原因

（一）医保协议管理

《医疗机构医疗保障定点管理暂行办法》自2021年2月1日起施行，该办法指出，互联网医院可依托其实体医疗机构提出申请，签订补充协议之后，其提供的医疗服务所产生的符合医保支付范围的相关费用就可以按规定进行结算。虽说依托实体医院的互联网医院可以申请成为医保定点，但由于申请方应具备的条件甚多，比如信息上与国家统一医保信息业务编码对接；系统上结合全国统一医保信息平台建设，实现医保移动支付；身份认证上依托医保电子凭证，并且还要完整保留参保人诊疗过程中的电子病历、电子处方、购药记录等信息。这在一定程度上制约了实体医院发展"互联网+"医疗服务。再加上医疗市场消费存在惯性，患者就医对实体医院的路径依赖难以在短时间内改变。互联网医院的需求毕竟有限，市场对于互联网医院的关注也是在疫情防控时期出于减少外出、避免感染的原因得以加强，日后市场对于互联网医院的反馈还很难预测。

（二）医保支付政策

1. 医保支付范围方面

（1）"复诊"定义过于狭窄

《国家医保局 国家卫生健康委关于推进新冠肺炎疫情防控期间开展"互联网+"医保服务的指导意见》指出，常见病、慢性病"互联网+"复诊服务可纳入医保基金支付范围。访谈过程中，医院的相关负责人也强调，目前通过互联网医院提供服务尚存在传感等技术上的局限性，初诊突破存在巨大挑战。但仅就复诊而言，政策文件中关于"复诊"的定义尚存在很大的模糊性，"复诊"字面意思是再次诊治，指的是病人经过初诊后再次看病，"初诊病人"在医学上被定义为"伴有初诊行为的病人"；"复诊病人"即不伴有初诊行为的病人，也就是在初诊之后继续到医院诊治的病人。"初诊""复诊"的概念划分是以疾病类型为依据的。病人得了另一种疾病到某个医院就诊，即使之前在该医院就诊过，但该医院仍需将其作为初诊。任何慢性病病人，只要是该年度第一次到某医院门诊就诊，均算初诊，以后本年度再到该院门诊就诊，才称为复诊。即从狭义上来讲，初诊在 A 医院，因初诊疾病再次来 A 医院就诊才称得上复诊。

北京市某医院负责人表明，在实践过程中，其实某些医生并不严格按照狭义的复诊的概念来操作，只要病人可以出具初诊疾病的相关诊断证明，他们便会将此次诊治作为复诊，这样不仅可以节省患者重复检查的时间、精力和金钱，也可以提高医疗资源利用效率。但是官方指导文件所言"复诊服务"是否可以将"狭义复诊"扩展到"广义复诊"，例如在医联体体系内的复诊，是否可以放宽对复诊的限制？医联体内的医疗机构是否可以实现对初诊结果的互认，这个问题还需进一步探讨。

（2）医保支付病种扩展需要科学方法

只有常见病、慢性病的"互联网＋"复诊服务才可被纳入医保基金支付范围。目前医保对互联网医院服务付费的仅仅是常见病、慢性病，由于疾病的复杂性和多样性，哪种疾病适合在线上开展服务，医保可以对哪些疾病的哪些就诊费用进行支付，缺乏针对线上服务医保支付标准目录的纳入和退出机制。部分医院提出，皮肤科就很适合开展线上问诊，有些问诊拍张图片看看就可以。对于皮肤科的疾病是否可以扩展到首诊，未来在具备技术条件的情况下，可以考虑从适合开展线上问诊的病种开始，逐步扩到首诊。

2. 医保支付标准：线上线下医保待遇一致难以体现线上服务的优越性和特殊性

《国家医保局　国家卫生健康委关于推进新冠肺炎疫情防控期间开展

"互联网+"医保服务的指导意见》指出线上线下待遇要保持一致。应对线上、线下医疗服务按照公平原则设计医保支付政策，鼓励线上线下医疗机构公平竞争。对于线上患者和线下患者来说，线上线下支付标准保持一致看似公平，但是线下就诊的患者需要付出更多的间接医疗成本，互联网医院提供的服务毕竟是稀缺的，这就意味着，必然有患者会因为难以获得线上服务而转向线下，线下就诊需要付出的间接医疗成本便是其比线上患者多付出的成本，这对于线下患者来说是不公平的。互联网医院的支付标准是否应该与线下保持一致，这个问题似乎在指导意见中没有体现。如果要有所区别，那么应该如何确定两者之间的差距？是否可以先分类，哪一类线上支付便宜，哪一类线上支付比较贵？初期保持一致可能是基于疫情防控时期鼓励患者使用线上服务、减少线下流动的目的，但是长久来看，线上服务与线下服务毕竟存在区别，遵循市场规律定价可能会更好地促进线上服务的发展。

3. 医保支付水平：诊察费统一定价难以满足多层次需求

在访谈中得知，北京、浙江对于诊察费采取了统一定价的模式，同时医院在选择医生进行线上问诊时，便会考虑诊察费的问题。如果诊察费不分级，就像目前实施的这样，医院高职称的医生不愿意进行线上问诊，这样有些患者会因线上服务不能满足其需求而被迫转为线下就诊。同时诊察费不分级可能是出于对目前线上服务内容的判断，"常见病、慢性病的复诊"患者的最终目的就是续方开药，可能目前没必要对诊察费进行分级，但如果考虑到未来互联网医院服务的发展，让线上患者可以享受和线下患者同等的医疗资源，则有必要制定诊察费分级方案。

尤其在访谈中，相关负责人提到，很多全国知名医院的知名医生有意愿通过线上问诊的渠道接触异地就诊的疑难杂症患者，这些患者需要通过线上的方式降低异地就医成本，同时，专家也需要不断挑战疑难杂症来丰富自己的诊疗阅历和经验。诊察费分级可能是吸引专家进行线上问诊工作的第一步，也是对异地就医患者最大的便利。

4. 处方流转渠道虽多但难以畅通

目前互联网医院一个重要的服务板块就是针对慢性病患者的续方开药，

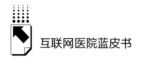

但在处方流转过程中存在很多障碍。处方流转在实际探索中有很多实现方式，可以流转到定点药店、基层社区医院，或者由药品经销公司直接配送。

疫情防控时期，为了减少患者聚集，很多医院都尝试把药品外配到患者居住地附近的定点药店，但这一做法在实施过程中困难重重。首先，药店药品的规格和型号与医院药品不完全一致，医院很难与满足患者需求的定点药店取得合作。其次，药店的药价比医院高。疫情防控时期大家为了避免前往医院也许愿意承担稍高的药价，但是待疫情过去，如何保证处方流转这条道路走得持久还需要药品价格体系的不断调整和改革。最后，由于药店药品编码与医院编码不一致也会导致患者需求得不到匹配。定点药店跟不上医院药品编码更新的速度，所以医院相关工作人员想把药品外配也有很多技术上的限制。另外一种做法就是把处方外配到基层社区医院，基层社区医院与患者的物理距离较近，但是由于基层社区医院药品种类有限，药品需求量不够大，很多基层社区医院不愿意扩充自己的药品种类。更大胆的做法就是直接把药品外配给有经验的第三方，例如药品经销公司，通过专业的物流公司来解决药品的外配问题。但其实未来还可以直接通过京东健康、阿里药房等已经小有口碑、方便快捷的第三方零售平台来实现药品的流转。医院要逐步与第三方零售平台实现药品外配的合作，将门诊开药的业务逐渐剥离医院，因为医院的主要功能是诊断，而不是开药。

（三）医保经办管理

1. 不同平台运行缺乏标准化建设

《国家医保局　国家卫生健康委关于推进新冠肺炎疫情防控期间开展"互联网＋"医保服务的指导意见》提到了稳步拓展医保支付范围，但是除慢性病、常见病以外，相对复杂的疾病的复诊还是十分需要医患实地交流沟通的，因为这些疾病不像慢性病、常见病病情相对稳定，医生们有相对一致的治疗路径和治疗方法。在这些疾病的治疗过程中，可能会出现线上复诊医生不同而产生不同的治疗建议的情况，很难保证患者从治疗到康养的全流程一体化服务。但是慢性病、常见病的种类多样，每一种疾病在走向互联网平台之前，医院需要做哪些前期准备，在运行过程中，如何根据疾病的特殊性做一些工作调整，这些问题目前尚未出现权威的行业标准，所有的医院都在"摸着石头过河"。长远来说，未来互联网医院发展成熟之后，若想将其集中起来或者统一到一个平台，又会因很多事项没有明确规范、实践中做法各式各样而造成统筹工作难以实现。

互联网医院关于慢性病、常见病的平台运行缺乏先锋借鉴，缺乏统一的行业标准，包括平台建设的硬件设施标准、平台运行的技术标准。硬件主要是指工作环境需要具备的物理设施，技术标准主要规定在什么样的工作条件下开展互联网诊疗，包括具体诊疗方式。例如在医生进行线上问诊时，有些医院要求视频问诊，医生与患者双方同时在线，实时交流，医生必须在医院问诊；有些医院规定文字延时交流也可以，患者可以留言问诊，医生利用碎片时间回复患者，医生可以在任何地点工作。两种方式各有利弊：院内视频问诊可以最大限度地减少双方的距离感，便于医生观察病人状况，在一定程度上可以避免骗保行为、其他人代替医生问诊的情况发生，视频留存有利于医保进行监管，确保基金安全。同时因为在院内可以连入医院信息系统（HIS），很多前期信息如检查结果更加方便调取。但其缺点是初期在互联网平台上问诊的患者数量不够多，很多医院仍要以线下工作为主，由于医生工作时间有限，很难另外安排医生单独进行线上问诊的工作，互联网医院早期的工作开展难度较大。文字问诊可以在一定程度上解决视频问诊的问题，对医生线上问诊时间、地点的要求更自由，可以最大限度地利用医生的碎片时间，使医疗资源利用效率最大化。但是延时会出现很多问题，包括诊疗的及时性问题，以及更难避免患者和医生的骗保行为，监管难度更大。究竟在互联网医院建立初期，采取哪种方式，或者如何更好地协调二者关系，需要有互联网医院建设的先行者总结经验，推出权威可行的行业标准供后来者学习借鉴。

标准建设对于互联网中医医院更是巨大挑战。中医诊疗行为与西医诊疗行为存在本质差别，"望闻问切"是中医传统的诊断方法，与西医的理化检查不同，它更依赖于中医医师的上手诊断过程和实际临床经验。西医医院在互联网医院的建设过程中缺乏标准，很多医院都在实践中探索，更不必说本

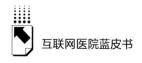

身就存在复杂性和不确定性的中医诊疗行为在网络平台上的标准化建设会存在多大的挑战和难度。

2. 脱卡结算仍难以满足互联网医院一体化服务需求

由统筹地区医保经办机构直接与实体定点医疗机构结算。定点医疗机构如何与患者进行结算仍是亟待解决的问题。采用微信、支付宝等网络结算方式对于患者来说便利快捷，对于医院来说可以减少医疗机构收费窗口的设置，从而减少医院支出，提高利润。无卡化的结算方式符合中国移动支付的现状。

2021年1月1日北京市全面启用就医电子凭证，除此之外还同步实现了"脱卡结算"和云迁移工作。虽然电子凭证可以解决忘带、丢失实体卡等问题，但是改变不了患者还是得去实体医院就医刷卡取药的现实。访谈中，浙江邵逸夫医院某主任提到，脱卡有"真脱卡"和"伪脱卡"之分，只要有实体卡的存在，患者续方取药就得去医院刷电子卡二维码，真正通过互联网医院平台续方开药依然存在困难。所以如何将仅需续方开药的患者转到线上来，还得看医保卡结算服务工作的进展情况，"真脱卡"患者无须前往医院，通过互联网平台就可以完成挂号、缴费、开药等一站式服务。

（四）"互联网＋"医疗服务监管

互联网医院由于服务的虚拟性本身就存在很大的质量安全隐患，再加上实践中有些医院仍是图文问诊，很难保障医患双方信息的真实性，骗保的风险也会随之增加。医保部门费用审核存在难度，"互联网＋"医疗服务中欺诈骗保的具体行为模式尚未浮出水面，是否会像"电信诈骗"一样带来新一轮的防范难题尚未可知，但可以明确的是，监管的难度会大大提升。

三　政策建议及展望

（一）医保协议管理

《医疗机构医疗保障定点管理暂行办法》规定：互联网医院依托其实

体医疗机构可以提出申请，签订补充协议之后，其提供的医疗服务所产生的符合医保支付范围的相关费用就可以由医保统筹地区经办机构与其所依托的实体医疗机构按规定进行结算。这将进一步扩大社会办医纳入医保定点的覆盖面，进一步促进社会办医发展"互联网＋医疗健康"。尽管医保协议对于纳入医保定点的医疗机构来说要求较为严格，但是可申请纳入医保定点对其来说已是不小的进步。随着互联网医院行业标准的不断规范和完善，医保协议管理工作流程和内容的不断改进和科学化，互联网医院将会大大改变传统就医过程。

（二）医保支付政策

1. 医保支付范围

要明晰"复诊"的具体定义，尽快出台关于"医保支付范围"的细化文件，逐渐扩大"复诊"的含义，将其扩大到医联体或省域、市域层级，增强不同医院之间对初诊结果的互认。科学探索扩大医保支付病种范围，对于现今已开展支付的病种要建立统一的平台运行标准，互联网医院医保支付病种的扩展不仅要考虑医保基金的可持续问题，还要考虑诸多安全性、有效性和经济性问题。而这些都需要科学的方法来确定，例如权威的卫生技术评估报告，为互联网医院开展相关病种服务纳入支付范围做证据支撑。适合通过图像确诊的病种要尽快建立互联网就诊的流程标准，医保支付范围也要相应扩展。

2. 医保支付标准

线上线下医保待遇要有适当差距。线上的医保待遇要增加患者节约的非医疗支出，使其与线下就医的总成本大致相等。因为全国开展互联网医疗业务的互联网医院是有限的，大多还是集中在东部沿海发达地区。"一刀切"的方法无论在任何领域都存在局限性，针对不同病种，线上就诊和线下就诊所产生的成本和效益是不同的，所以互联网医院的医保待遇应与线下有所区分，具体以何为标准要综合考虑市场规律、患者负担、基金可持续性等因素。

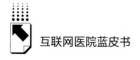
3. 医保支付水平

诊察费用需要分级，需要满足不同患者的多层次需求，尤其是要吸引专家参与互联网医院的问诊服务，解决部分异地就医患者的就医问题。诊察费用的分级可以参考线下挂号费的分级制度，医保支付水平基本要与线下市场规律保持一致。同时要体现不同层次的差别，满足开药续方患者和复诊问诊患者的不同需求。诊疗费用分级是在访谈过程中医院基层管理人员提及最多、呼声最高的问题，可见目前诊疗费用分级是制约互联网医院开展线上问诊的主要问题。这项问题的解决，将会极大程度地带动职称更高、经验更丰富的专家加入线上诊疗的队伍。同时会大大缓解异地就医的难题，疑难杂症患者通过线上问诊得到权威医师的答复，这正是互联网医院对解决医疗水平区域发展不平衡、医疗资源区域分配不均问题的独特贡献。

4. 疏通药品外配不同渠道的制度堵点

在药品外配过程中，渠道可以多样化，但是不同渠道都要疏通制约其发展的制度堵点。要逐步解决外配到定点药店的过程中出现的问题，统一药店和医院的药品规格型号和编码，取消药店的药品加成；要重视外配到基层社区医院问题，充实扩展基层社区医院的药品种类，满足服务区域内患者的用药需求；通过第三方平台配送药品，要出台合作协议要求和规范。医保部门要重视并解决不同渠道遇到的实际问题，或者选择一条最优道路，解决好该种药品配送途中可能会遇到的问题，集中优势发展最优渠道，这对于解决互联网医院药品外配问题具有重大意义。

（三）医保经办管理

构建全国统一的"真脱卡"医保结算平台，实现医保结算的无卡化是医保制度发展的大势所趋。从我国互联网支付的发展历程来看，互联网支付的技术已经相对成熟，将其引入医保支付中是可行的，并且现实中已经有医院在这样做，例如北京市北大人民医院、海淀妇幼保健院都通过线上结算的方式结算自付患者的费用，但是目前医保支付的患者还是得从医院开设的收费窗口缴费。所以应建设全国统一的医保线上结算平台，将线下就诊和线上互联网医院就诊等都纳入其中。互联网医院的结算问题更是如此，互联网医院的服务不能通过医保线上结算的方式解决对于互联网医院的发展也是禁锢。并且建立全国统一的医保结算平台有利于医保部门统一监管、监测。同时要实现"真脱卡"，患者开药再无须前往医院插卡缴费，这对于医保工作来说将是一举多得。

（四）医疗服务监管

要尽快出台医保部门对互联网医院的监管和服务要求。尤其在互联网医院与第三方平台合作开展药品配送业务时，更要加强监管、提高服务要求。医保部门需合理估算互联网医院开展药品配送服务对药品需求的刺激程度，并评估由此产生的基金支出是否在医保基金可承受范围之内。由于互联网医院是新事物，对其进行监管需要较高的科学技术，医保部门要加强监管平台建设，吸引信息技术人才，应对医疗机构互联网化的趋势，降低基金损失的风险。

B.5
互联网医院药品供应及保障

姜骁桐　傅孟元　管晓东　乔家骏*

摘　要：　药品是医院提供诊疗服务的重要载体，随着互联网医院的蓬勃发展，与之相匹配的药品供应模式由"处方院内流转—线下取药"逐渐转变为"处方线上流转—药品配送"。为了解该模式发展现状，本报告围绕互联网医院药品供应的政策背景、范围、流程、模式等方面进行了阐述，分析探讨了目前互联网医院药品供应涉及的主要问题，包括处方实际流转率较低、企业主导的平台型互联网医院可能存在诱导购药和利益输送等。建议通过健全相关法律体系、规范行业规范等举措提高互联网医院药品供应及保障能力。

关键词：　互联网医院　药品供应保障　处方外流　网售/配处方药

药品供应及保障是保证传统医疗服务可及性的重要支撑，对于依托实体医院建立的互联网医院也不例外。不同的是，互联网医院着重解决远程就诊的痛点，而与之匹配的药品供应模式自然由"处方院内流转—线下取药"

* 姜骁桐，供职于中国医学科学院医学信息研究所，主要研究方向为药物政策，药物经济学，互联网＋药学信息化等；傅孟元，临床药学博士，北京大学药学院药事管理与临床药学系博士后，主要研究方向为药品公平可及与合理使用；管晓东，北京大学药学院副教授，博士生导师，药事管理与临床药学系主任，哈佛医学院访问学者，主要研究方向为药品公平可及与合理使用；乔家骏，中国人民健康保险股份有限公司互联网事业部销售支持处副处长。

逐渐演变为"处方线上流转—药品配送"。但与线下诊疗购药相比,"处方线上流转—药品配送"模式的建设与发展仍处于初级阶段,如何建立适配于互联网医院的药品供应体系,尚需要深入探索。

一 互联网医院药品供应的政策背景

2018 年,国务院办公厅印发《关于促进"互联网 + 医疗健康"发展的意见》(国办发〔2018〕26 号),明确允许依托医疗机构发展互联网医院,支持探索医疗机构处方与药品零售信息共享,探索放开院外处方和第三方配送,打通在线问诊、处方、药品配送到家全流程。在此背景下,"电子处方外流"和"网售/配处方药"成为互联网医院药品供应的重要支撑条件。

在互联网医院落地之前,政府对于网售/配处方药的态度一直处于摇摆不定的状态,自 2014 年以来屡屡征求各界意见,却无疾而终。直至 2019 年,新修订的《中华人民共和国药品管理法》(以下简称《药品管理法》)未明确禁止网络销售处方药,秉承着"法无禁止即可为"的原则,目前网络销售处方药已成为现实(见图 1)。

在处方外流方面,基于处方的自由流动有助于实现医药分开的目标,我国对处方外流一直持鼓励态度。从理论上分析,处方的顺利外流主要取决于"流得出"与"接得住"。互联网医院落地前,由于患者需求少、医保不支付、医院不配合等问题阻碍了处方的流出;而品规不匹配、药价不统一、禁止处方药网络交易等问题阻碍了零售药店和网络售药平台接住外流的处方。互联网医院落地后,随着医保支付政策的配合、患者认知的改变、取消药品加成政策的推行以及网售处方药的解禁,处方外流初成规模。2020 年初,突如其来的新冠肺炎疫情影响了线下药店和医疗机构的药品供应,线上药品供应渠道凭借药品种类齐全、信息对称、使用便捷的优势满足了疫情防控常态化时期大量的用药需求,进一步加速了处方外流。

综上所述,互联网医院的药品供应与保障模式的发展具备一定的政策繁育土壤。

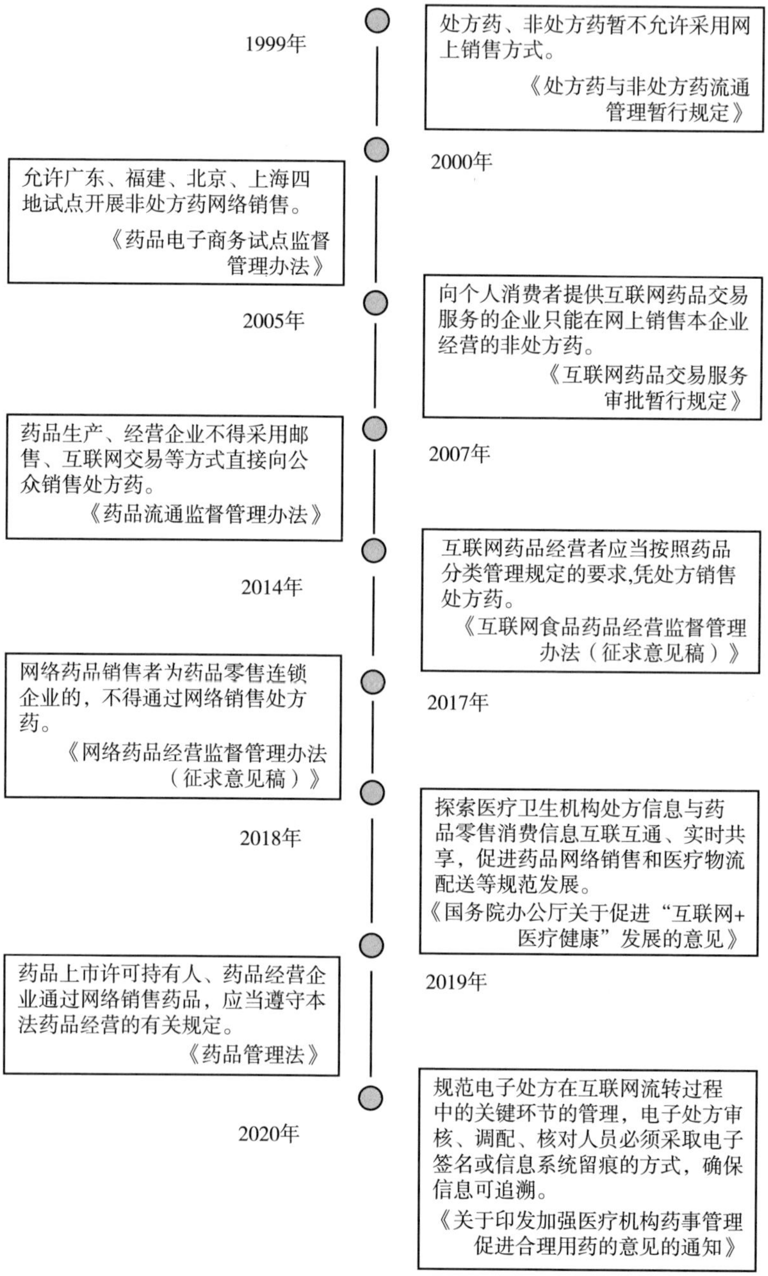

| 1999年 | 处方药、非处方药暂不允许采用网上销售方式。
《处方药与非处方药流通管理暂行规定》 |

| 允许广东、福建、北京、上海四地试点开展非处方药网络销售。
《药品电子商务试点监督管理办法》 | 2000年 |

| 2005年 | 向个人消费者提供互联网药品交易服务的企业只能在网上销售本企业经营的非处方药。
《互联网药品交易服务审批暂行规定》 |

| 药品生产、经营企业不得采用邮售、互联网交易等方式直接向公众销售处方药。
《药品流通监督管理办法》 | 2007年 |

| 2014年 | 互联网药品经营者应当按照药品分类管理规定的要求,凭处方销售处方药。
《互联网食品药品经营监督管理办法（征求意见稿）》 |

| 网络药品销售者为药品零售连锁企业的,不得通过网络销售处方药。
《网络药品经营监督管理办法（征求意见稿）》 | 2017年 |

| 2018年 | 探索医疗卫生机构处方信息与药品零售消费信息互联互通、实时共享,促进药品网络销售和医疗物流配送等规范发展。
《国务院办公厅关于促进"互联网+医疗健康"发展的意见》 |

| 药品上市许可持有人、药品经营企业通过网络销售药品,应当遵守本法药品经营的有关规定。
《药品管理法》 | 2019年 |

| 2020年 | 规范电子处方在互联网流转过程中的关键环节的管理,电子处方审核、调配、核对人员必须采取电子签名或信息系统留痕的方式,确保信息可追溯。
《关于印发加强医疗机构药事管理促进合理用药的意见的通知》 |

图1 网售处方药相关政策梳理

二 互联网医院药品供应范围

互联网医院药品供应范围取决于互联网医院提供的诊疗服务范围。2018年国家卫健委印发的《互联网医院管理办法（试行）》明确提出患者未在实体医疗机构就诊的，医师只能通过互联网医院为部分常见病、慢性病患者提供复诊服务，不得在互联网上开具麻醉药品、精神类药品处方，以及其他用药风险较高、有其他特殊管理规定的药品处方。为低龄儿童（6岁以下）开具互联网儿童用药处方时，应当确定患儿有监护人和相关专业医师陪伴。2019年新修订的《药品管理法》进一步明确了禁止网络销售的药品种类，包括疫苗、血液制品、麻醉药品、精神药品、医疗用毒性药品、放射性药品、药品类易制毒化学品等国家实行特殊管理的药品。

三 互联网医院药品供应流程

药品的供应与保障作为完整诊疗活动的终末环节，是实现互联网医院一体化服务的"最后一公里"。互联网医院药品供应流程基本可以分为6个环节（见图2），与传统的诊疗流程相比，互联网医院的药品供应流程在诊疗与处方、处方审核和用药指导等环节部分或全部实现了线上化；在药品调剂环节部分或全部实现了外包，在药品分发（配送）环节实现了外包。

（一）诊疗与处方

常见病、慢性病患者首先在线上接受复诊，然后由医生远程开具处方。

（二）处方审核

处方流转至执业药师处进行审核，执业药师审核后，再由患者进行费用结算。对于大部分实体医疗机构主导的互联网医院，处方审核一般由院内的药师进行；对于平台型互联网医院，其审核处方的药师可来自不同的医疗机构。

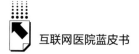

此外，对于处方审核本身，部分医疗机构在院内系统内置了处方前置审核程序，药师在处方前置审核程序发现问题的前提下才会进行二次审核。

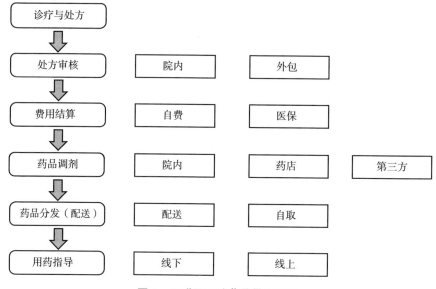

图 2　互联网医院药品供应流程

（三）费用结算

目前，互联网医院可以实现自费患者即时结算诊疗费用。医保即时结算仍处于探索阶段，如浙江省嘉善县①和福建省福州市②正在积极对接医保部门，其中嘉善县已实现互联网医院医保异地的在线结算。但有相当数量的互联网医院暂不支持患者通过远程医保即时结算相关费用，若想实现报销，仍需线下前往医疗机构进行结算。为了便捷患者，也有地方采用患者先自费后报销的折中方式，可以保证患者在特殊情况下（如疫情防控常态化时期）先获取药品。

---

① 《"互联网医院"首次实现医保异地在线结算》，嘉善县人民政府网，2020 年 10 月 28 日，http：//www.jiashan.gov.cn/art/2020/10/28/art_ 1229250583_ 59018959.html。

② 《福州市区域互联网医院平台上线　为全国首个基于健康大数据打造的区域互联网医院平台》，福建省卫生健康委员会网站，2020 年 7 月 10 日，http：//wjw.fujian.gov.cn/xxgk/gzdt/bmdt/202007/t20200710_ 5320956.htm。

（四）药品调剂

药师审核处方后，将药品调配打包后待发。药品的调配机构可以是院内药房、社会药店，也可以是第三方机构，这取决于互联网医院的药品供应模式。对于由实体医院主导的互联网医院，其药品调配可以由院内药房或社会药店承担，也可以委托给第三方机构；对于平台型互联网医院，其药品调配一般由第三方机构统一进行调配。

（五）药品分发

药品的分发主要有两种方式，一种是由患者前往医院或零售药店自取，另一种是由专业的药品配送机构将打包后的药品按照规定的方式（如冷链运输）配送至患者手中。目前实体医院主导的互联网医院均支持以上两种方式，而第三方机构主导的互联网医院则主要采用远程配送的方式。

（六）用药指导

用药指导是指医生或药师向患者开具药品的使用方法、用量等信息。[1] 常规的就医流程中，这一服务一般由院内药房的药师或直接由医生承担。在互联网医院诊疗中，这一服务则由医生或药师通过传递纸质资料或线上指导的方式提供给患者。

四 互联网医院药品供应模式

根据服务模式的不同，互联网医院可以分为三种模式，分别是实体医院线上服务模式、线上线下整合服务模式、医生资源整合服务模式。不同类型的互联网医院对应的药品供应模式在上述药品供应流程中有不同的特点和侧重点。

---

[1]　陈红梅：《药师对患者进行用药指导的重要性》，《世界最新医学信息文摘》2019年第53期。

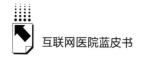

（一）实体医院线上服务模式

由实体医疗机构主导建立的互联网医院服务模式一般与该医院的线下服务内容高度相似，药品供应的各个环节更依附于实体医疗机构。在这一模式中，诊疗与处方、处方审核、费用结算（指医保结算）、药品调剂环节多依赖于院内已有的功能或在已有功能上进行拓展。药品分发（配送）则可以外包给有资质的第三方进行配送，也可以支持患者线下自取。患者可以根据自身需求选择相应的获取药品和用药指导的方式，一般自费患者倾向于配送的方式，并从线上获取用药指导。而对于医保患者，若该互联网医院不支持远程医保结算，则其一般会选择前往医院结算后直接从窗口取药并同步在线下获取用药指导，或者采取"先自费，后报销"的方式获取药品。

可以说，互联网医院药品流通过程中，费用结算的方式决定了患者获取药品的便捷程度，间接影响药品的分发形式，进而决定了药品的调剂地点和用药指导方式。

采用这种互联网医院组织模式的医疗机构除了通过院内药房向患者提供药品，部分医疗机构会选择与零售定点药店或线上药店实现处方信息的互联互通，将电子处方信息通过网络同步传输给定点药店和患者，患者可自行选择到药店取药，或者由定点药店配送到家。并且，由于取消药品加成政策的全面推开，医疗机构难以通过销售药品获取利润，也会倾向于采取这种方式转移药品销售的成本。

（二）线上线下整合服务模式

线上线下整合服务模式基于互联网建立的分级诊疗体系，主要存在于已有的医联体、医共体或远程医疗服务体系之中。[①] 这种模式扩大了互联网医院的服务范围，通过医联体（医共体）牵头医院与基层医疗机构的远程会诊，为患者赋予"复诊"的身份，让患者可以更便捷地对接互联网医院的资源。由于扩大

---

① 《中日友好医院互联网医院正式揭牌运行，它究竟有何不同？》，医信帮网站，2021 年 5 月 28 日，http：//www.hitzone.cn/30439.html。

了复诊患者的范围，这种模式相较于实体医院线上服务模式会辐射更大的范围，线下结算、院内调剂、线下取药等服务可能由于地理方位上的不可及而难以实现。因此线上线下整合服务模式更依赖于医保的远程直接结算，而药品供应流程中非核心诊疗的服务（如药品调剂、分发等）则倾向于通过外包的方式实现。

（三）医生资源整合服务模式

医生资源整合服务模式作为一种以"医生"为核心的互联网医院服务模式，更多发展于平台型互联网医院。这种类型的互联网医院更注重资源的整合，包括医疗资源（医师、药师）的整合、药品资源（库存、调剂、分发）的整合等。由于需要整合大量的资源，这种类型的互联网医院一般由企业或者政府主导建立。相较于前两种药品供应模式，医生资源整合服务模式在药品供应的全流程上倾向于提供远程或线上服务。

五 处方流转平台建设情况

关于处方外流，我国早在 2007 年 2 月发布的《处方管理办法》中就已明确，除部分特殊药品外，医疗机构不得限制患者持处方到院外购药。由于处方的自由流动有助于实现医药分开的目标，我国对处方外流一直持鼓励态度。而由于相应的条件尚不成熟（患者需求少、医保不支付、医院不配合等），处方外流一直没有真正落地。而互联网医院面世后，随着药品调剂和分发功能的剥离，院内的处方外流趋势明显。

随着互联网医院处方规模化流向零售药店或者网售药品平台，处方流转平台应运而生。根据广东省药学会于 2020 年 4 月发布的《互联网医院处方流转平台规范化管理专家共识》，互联网医院处方流转平台是指在医生、药师和患者之间实现处方和药品信息互联互通，为患者提供互联网药学一站式服务的技术支持平台（见图 3）。[1]

---

[1] 《关于发布〈互联网医院处方流转平台规范化管理专家共识〉的通知》，广东省药学会网站，2020 年 4 月 14 日，http://www.sinopharmacy.com.cn/notification/1920.html。

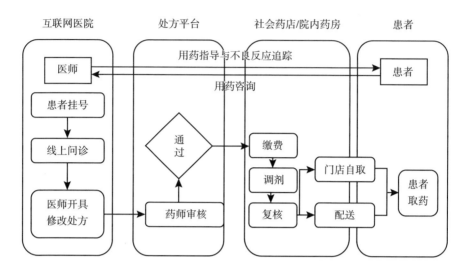

图3 处方流转平台的一般流程

资料来源：《关于发布〈互联网医院处方流转平台规范化管理专家共识〉的通知》，广东省药学会网站，2020 年 4 月 14 日，http：//www. sinopharmacy. com. cn/notification/1920. html。

现有的处方流转平台，根据政府发挥的作用不同，可以划分为以下三类。

（一）政府主导建设流转平台

政府自建区域共享平台模式由省或地市主导并承担平台的建设和运维费用，平台所有权归政府部门，对平台功能的设计思路也多来自政府的需求。由于具有公益性和开放性，平台的运行不存在过多的逐利意愿，具有较强的号召力，可以顺利地对接医疗机构、零售药店以及医保部门，也更容易实现医保报销。

典型案例：银川市处方审核流转中心

2018 年 6 月，银川市处方审核流转中心的创建被提上研讨日程。2018年 9 月 18 日银川市卫生和计划生育委员会批复同意成立处方审核流转中心。2018 年 10 月，以银川市第一人民医院为中心成立了银川处方审核流转中心。截至 2020 年 9 月底，已投入资金 1000 万元。目前已实现与 54 家药店、6 家市属医院和 5 台自助机的处方信息互联互通。①

该中心可对所有医疗机构进行多渠道处方流转以及区域智能前置处方审核，线下各类医疗机构和线上（包括互联网医院）医师开具的处方经药师审核后，由患者选择配送方式，可使用药柜自取、网订店送、网订店取等方式。截至 2020 年 12 月底，互联网医院线上签约高血压、糖尿病患者 2.42 万人，送药上门 11149 人次，线上支付总额 241.99 万元，医保报销 132.47 万元。② 具体工作流程见图 4。

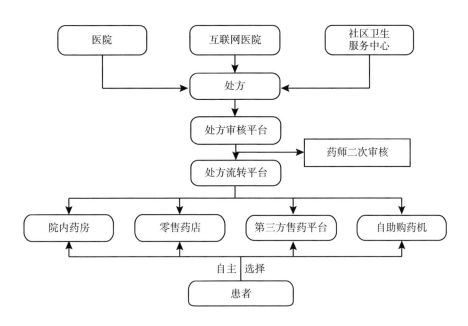

图 4 政府主导的处方流转流程

资料来源：马晓飞、袁方：《银川市处方审核流转中心的建设与探索》，《中国医院管理》2020 年第 2 期。

---

① 陆鹏宇、田侃、朱祥源：《医院处方流转实践模式研究》，《卫生经济研究》2021 年第 1 期。
② 《银川市"互联网＋医疗健康"工作让看病就医更加便民惠民》，银川市卫生健康委员会网站，2021 年 1 月 25 日，http：//wjw. yinchuan. gov. cn/wsjsdt/tpxw/202101/t20210127＿2581967. htm。

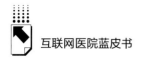

（二）政企合资建设流转平台

政企合建区域处方共享平台的所有权归政府部门，但平台建设和运维费用由技术公司承担，其盈利模式主要是通过向药店或第三方售药平台收取年费、药师处方审核费、慢性病教育数据库使用费等商业化方式筹集运维费用。

典型案例：甘肃省电子处方信息共享平台

2019 年 9 月，甘肃省卫健委联合易复诊公司搭建了全国首个省级"电子处方信息共享平台"。该平台 2019 年在全省 9 家省属三级公立医院以及各市三级公立医院、部分二级公立医院开展试点应用，2020 年在全省推广。[①] 该平台开展了医院处方外延、智能线上审方、基层用药指导等工作。在该模式下，慢性病复诊患者可通过视频向医生在线问诊，前置审方系统通过"智能＋人工"的方式进行处方审核，审核成功后，患者可根据提示选择获取药品的方式，选项包括"到店取药"、"在标识药房扫码购药"或"配送到家"。[②]

（三）企业主导建设流转平台

企业主导建设的处方共享平台由商业公司设计建设，平台所有权归企业。流转平台一般内嵌于第三方自建的互联网医院平台，构建平台内处方流转的闭环，如"微医"（乌镇互联网医院）、"妙手医生"等。企业主导建设的平台一般有较大的盈利压力，而通过处方共享平台实现医和药的互联互通是所有互联网医疗平台实现规模化盈利的一条有效途径。与政府主导建设的平台不同，企业主导建设的平台服务范围往往是全国。

---

① 参见易复诊网站区域处方流转服务产品介绍，http：//app.bestyoo.com.cn/index/plan？k=0。
② 刘德阳等：《我国电子处方服务模式现状与发展》，《中国药房》2021 年第 1 期。

典型案例："微医"（乌镇互联网医院）模式

乌镇互联网医院是中国第一个真正意义上的互联网医院。截至 2020 年 10 月，微医平台连接了 7600 多家医院，30 万余名医生，实名注册用户 2.14 亿人。

乌镇互联网医院以处方共享平台为依托，帮助全国近 2 万家药店实现在线处方和处方审核，在一定程度上规范了处方药的流通与使用。处方共享平台沉淀处方和患者数据后，形成向患者收取配送费、向保险公司收取咨询费、向药企收取提成、向药店收取服务费的盈利模式。①

六 互联网医院药品供应涉及的主要问题

互联网医院最大的优势，就是打破现有资源流动的壁垒，实现处方的流动和去中心化，提高偏远地区以及极端情况下（如新冠肺炎疫情）医疗服务和药品的可及性，切实便利复诊患者。但线下服务的线上化不可避免地会遇到新的问题与挑战，因此网售/配处方药与处方外流带来的问题与隐患，均会一定程度地出现在互联网医院的药品供应中。

（一）处方实际流转率较低

本报告通过调研了解部分区域处方流转平台的实际运行效果发现，部分地区虽然建立了处方流转平台，但实际处方流出量和流转率较低。大量处方通过平台流出后，无法对接到相应的承接方，患者仍然需要线下前往机构获取药品。

总结其原因主要有三点。一是药店承接处方能力弱。若通过药店进行药品的调剂和配送，由于目前大部分处方流转平台无法实时掌握处方承接机构（零售药店）的库存信息，即无法在处方外流前准确锁定可以单次满足配药需求的药店，患者仍需线下前往医疗机构获取药品。二是大部分地区医保报销普及度较低。虽然医保在政策上打通了互联网医院药品报销的部分环节，

---

① 吴凌放主编《互联网＋医疗服务业发展、挑战与展望》，上海交通大学出版社，2018。

但由于医保支付机制的不顺畅，致其距真正落地还有一定的距离。加上平台承接终端具有多样性，难以在短时间内实现多渠道的即时报销结算。医保基金报销的非全面普及在一定程度上抑制了患者通过互联网医院获取药品的需求。三是相关信息共享标准不统一。处方的流转与对接能否顺利进行还取决于流出方与承接方是否采用同一套标准体系，只有在同一套标准体系下，双方才能准确地实现对接，而目前部分地区的药品编码还未实现省域内甚至市域内的统一，导致处方流转困难。

（二）对互联网医院平台可能存在的诱导购药与利益输送监管难

鉴于当前第三方平台的运营模式普遍以"轻问诊"等浅层次医疗服务为入口获取流量，以"药品收入"为主要的收入来源，医疗服务收入较低，会员类应用甚至免费，可能存在通过药品收入加成的方式弥补医疗收入的"以药养医"问题，造成潜在的医生利益输送。除此以外，实体医院线下仍然存在的潜在"药品回扣"问题在线上也存在。主要原因是第三方建设的互联网处方流转平台自负盈亏，容易受到较强逐利性的驱动，进而异化成另一种形式的药品销售代表。并且，由于医生处方行为先于患者的购药行为，相关部门难以辨别医院或者平台运行方是否存在引导患者到指定地点购药的行为。而与药品回扣问题相伴相生的是"大处方"、乱开药的问题，由此会进一步产生不合理用药等更为严重的后果。这种现象的背后反映出对互联网医院平台监管难的问题。

七　深层次原因分析及建议

（一）相关法律体系尚不健全

就医作为事关患者健康的严肃事件，目前我国对其法律规制和关注度还远远不够。互联网医院药品的供应主要涉及以下几方面的法律法规。

一是药品管理法。《药品管理法》第 61 条第 1 款提出："药品上市许可持有人、药品经营企业通过网络销售药品，应当遵守本法药品经营的有关规定。具体管理办法由国务院药品监督管理部门会同国务院卫生健康主管部门等部门制定。"相对于非处方药来说，处方药属于存在较大安全风险的商品，必须凭处方调剂，还需药师进行用药合理性审查，这本身是专业性极强的工作。但目前《药品管理法》并未对处方药的网络销售做出明确的管理和监管规定，具体的管理办法——《药品网络销售监督管理办法》仍在征求意见。所以，目前对处方药网络销售的监管和处罚尚无法可依，也是企业主导建设的平台型互联网医院存在诱导需求乱象的深层次原因。

二是个人信息保护法。互联网医院流转的网络电子处方含有大量的患者隐私信息，如医保卡号、身份证号、电话、处方药品以及健康状况的信息等。[①] 加之处方信息的电子化、规范化给"统方"等违法犯罪行为带来一定便利，由此可能进一步加剧平台型互联网医院的需求诱导。建议加快出台相关法律，完善互联网医院药品供应的法律体系及监管体系，尤其是对企业主导的平台型互联网医院进行重点监管。

（二）相关行业规范尚不完善

鉴于药品的特殊性，若不能正确使用药品，反而可能对健康造成损害。因此，面向个人的互联网药品销售并非一般意义上的普通药品的互联网订购、流通和使用的过程，而应是一个在严格管理下的药品流通过程。[②] 互联网医院处方顺利流转的基础是处方流出方与承接方对相关标准的互认，包括处方格式、药品编码、处方有效期等。但目前，不同机构之间的处方书写规定、药品编码等存在差异，造成处方信息对接存在障碍。

目前我国在用药指导方面缺乏互联网药学服务质量管理标准，对于服务质量、内容、收费、补偿机制、服务供方资质、质量审查等内容没有规范化、标准化的要求；在处方流转方面，电子处方的流转、存储和监管规定等尚缺乏明确的行业规范。目前仅有局部地区的专家共识可供参考，如广东省

---

① 李思聪等：《我国互联网＋背景下医院O2O药学服务模式发展研究》，《中国药房》2021年第4期。

② 孙华君、于广军：《互联网对药品供应体系影响的分析》，《上海医药》2017年第9期。

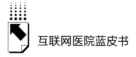

药学会发布的《互联网医院处方流转平台规范化管理专家共识》。建议完善相关行业规范与药学服务质量管理标准，在全国范围内统一标准与规范，为下一步异地处方流转做准备。

八 互联网医院药品供应业态带来的机遇与挑战

互联网医院作为新生事物，其发展与壮大给患者、医药、医保等各方都带来了一定的影响，其中即包含着机遇与挑战。

（一）机遇

1. 给第三方平台带来新的业务增量

互联网医院"医＋药＋险"的闭环打通后，由企业主导或者企业参与建设的互联网医院处方平台可以通过向零售药店收取服务费、向患者收取配送费、向药企收取推广费等方式实现盈利，与此同时还会带动相关行业协同发展，带来新的业务增量。2020 年"京东健康"招股书显示，"京东健康"主要通过自营药品和互联网医院引流带动健康管理（体检、医美、口腔）等服务行业协同发展。[①]

2. 有助于推动"医药分开"

政府主导建立的处方流转平台流转的处方更具有公开性、透明性，便于相关部门进行监管，以消除药品信息流转的指向性，从而使医药分开不仅在时间和空间上得以实现，也在技术上得到一定程度的支持。

（二）挑战

1. 卫生体系：分级诊疗体系的建设受到一定冲击

互联网医院的崛起带来购药便捷性的提高，患者更多地向上流动至大医院，可能导致大医院医疗资源的进一步"拥堵"和"挤兑"，如果不能在基

---

① 《10 个关键数字，看懂京东健康 400 页招股书》，凤凰网，2020 年 9 月 28 日，https：//finance. ifeng. com/c/8086ADkmqWm。

层医疗机构和大医院之间进行良好的就诊次序限制，这一现象可能会愈演愈烈，使已初步建立的分级诊疗体系受到一定冲击。

2. 医保：带来更多要求与挑战

2020年11月2日，国家医疗保障局印发《关于积极推进"互联网＋"医疗服务医保支付工作的指导意见》，在政策上打通了互联网医院的医保支付通道，规定"参保人在本统筹地区'互联网＋'医疗服务定点医疗机构复诊并开具处方发生的诊察费和药品费，可以按照统筹地区医保规定支付。其中个人负担的费用，可按规定由职工医保个人账户支付。提供药品配送服务的费用不纳入医保支付范围"。

互联网医院实现医保报销，对医保部门提出了更多的要求与挑战。一是需研判互联网医院外流处方给集中采购政策带来的风险与影响，外流的处方可能会在一定程度上削弱集中带量采购药品的协议量履行能力；二是需研判处方外流至药店、第三方平台后，采取总额预付制的地区基金额度的归属问题；三是多渠道即时报销的实现问题。

3. 药监：监管难度复杂度提高

在互联网医院落地之前，药监部门对药品网络交易的态度一直举棋不定，这源于网络风险与传统药品风险累加后，对相关部门的监管能力提出了更高的要求。[1] 随着互联网医院的落地，"网订店送（取）"成为合法的处方药流转销售模式，但网上药店/平台实质销售处方药是较为普遍的。由此对网络销售的处方药的监管成为药监部门面临的重要挑战。

4. 药企：定价体系受到冲击

原本医院端与零售端是相对独立的药品销售市场，随着互联网医院的处方更多地流向线下零售药店，两者之间得到打通。目前医疗机构全面实施药品销售零差率，医院药品的价格普遍低于社会药店与第三方平台，而零售端药品价格体系必然受到影响并同步下降。

---

① 刘琳、靳文辉：《"互联网＋"背景下药品网络交易治理的困境及其出路》，《改革》2019年第10期。

B.6
互联网医院发展的行业支撑与实践

平安健康 腾讯 微医集团*

摘　要：　互联网医院的发展离不开互联网医疗行业的支持。在互联网医院
　　　　　建设实践过程中，互联网医疗行业凭借其在体制、资源、技术等
　　　　　方面的优势，通过多种渠道和形式参与互联网医院的建设，将大
　　　　　数据、人工智能等技术应用到互联网医院场景中，借助互联网的
　　　　　属性特点，突破地域限制，连接医疗健康领域的各方参与者，对
　　　　　线下医疗健康服务流程进行重构，利用优化线上服务和改进医院
　　　　　管理方式，改善患者就医体验。本报告从互联网医院建设、医保
　　　　　电子凭证、医保智慧审核和慢病管理四个方面介绍互联网医疗行
　　　　　业助力互联网医院发展建设的做法。

关键词：　互联网医院　第三方平台　慢病管理　医保监管　行业支撑

一　第三方平台支持互联网医院建设

自 2014 年首家互联网医院问世以来，短短几年时间，互联网医院已经
经历一轮产业周期的起伏。随着互联网医院的发展周期变化，参与互联网医
院建设的主体也呈现主导力量消长的态势。

* 执笔人：顾梦瑜，平安健康战略团队战略经理；吴俊杨，平安健康互联网医院战略管理经
理；武靖，腾讯医保总经理；杨晨辉，腾讯医保高级产品经理；王海英，腾讯集团产业政策
副总监；郝光升，微医集团微医云事业部 VP；赵宁，微医集团首席医疗官办公室主任；赵贝
尔，北京无极慧通科技有限公司总经理。

互联网＋医疗的发展，推动了线下实体医院封闭的患者流量和医生资源释放，与公立医院自建互联网医院相比，互联网企业在互联网医院建设方面的起步更早，并且在政策框架下勇于探索线上线下深度融合的医疗服务运营模式，赋予"互联网＋"医院的产业生态更加丰富多样的内涵。

（一）第三方平台参与建设互联网医院历程

互联网医院行业发展周期可分为三个阶段：探索期、成长期、拓展期。

2018 年以前，行业整体处于探索期，互联网医院仅在部分区域做探索，包括第三方平台在内的企业是互联网医院建设的主要力量。2017 年 3 月 19 日，银川市政府与丁香园、好大夫、春雨医生等一批互联网医疗企业集中签约，15 家互联网医院集体入驻，在业内轰动一时。

2018 年，随着《国务院办公厅关于促进"互联网＋医疗健康"发展的意见》与国家卫生健康委员会、国家中医药管理局《互联网医院管理办法（试行）》的发布，国家对互联网医院正式介入并定调支持其发展，互联网医院准入、建设、监管有规范可循。同时《互联网医院管理办法（试行）》明确提出互联网医院建设必须依托实体医疗机构，此新规也成为互联网医院建设主导力量变化的分水岭，实体医院主导的互联网医院数量呈上升趋势。

2018 年至今，地方政府相继出台配套政策和实施细则，国家层面也进一步出台积极发展互联网健康医疗服务的指导性意见，医企共建互联网医院呈井喷式发展，行业进入拓展期。截至 2020 年 3 月，全国已有 31 个省市出台 71 条相关地方政策，对互联网医院进行指导与监管。在国家层面，2019 年新修订的《中华人民共和国药品管理法》删除了不得通过网络直接销售处方药的内容；2020 年 9 月，国务院办公厅印发的《关于以新业态新模式引领新型消费加快发展的意见》积极推进分时段预约诊疗、互联网诊疗、电子处方流转、药品网络销售等服务。随着政策细则的持续利好和开放，第三方平台得以更加深度地参与互联网医院的建设，从技术、运营、服务等方面全面介入，行业呈现竞争激烈的态势。在 2018 年国家政策定调支持互联网医院之后，实体医院主导的互联网医院已占 80％以上。究其原因，一方面，医生是互联网医院最核心的资源，实体医院天然具备这项优势，企业却需要长时间沉淀或在短期内付出巨大成本才能积累起一定数量的医生。另一方面，在疫情防控需求推动下，政策对互联网医院建设的支持力度加大，且实体医院申办互联网医院流程相对简单。因此，2019 年以来，实体医院主导的互联网医院所占比例已远远超过企业主导的互联网医院所占比例。

（二）第三方平台参与互联网医院建设的特点

企业经营灵活、更愿意创新探索新模式，早期主导互联网医院的企业以互联网医疗、医疗信息化、医药电商企业为主。2018 年《互联网诊疗管理办法（试行）》《互联网医院管理办法（试行）》等规范性文件出台后，互联网医疗、医疗信息化、医药电商等仍是主力，但参与主体不断多元化。药械领域作为医疗健康最基础最重要的细分领域，已有企业布局互联网医院，扩大销售渠道；保险企业也将触角向上游延伸至诊疗阶段（见图 1）。

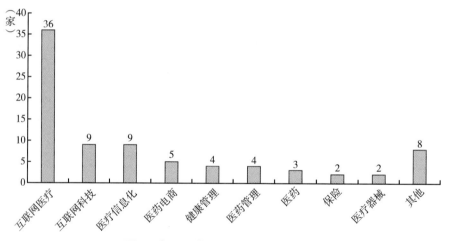

图 1　主导互联网医院建设的企业类型

注：数据统计截至 2020 年 4 月 30 日。

资料来源：《2020 互联网医院将破千亿大关，三大待解难题你知道吗?》，健康界研究院，2020 年 1 月 8 日，https://www.sohu.com/a/365552574_ 353413。

老牌互联网医疗企业包括平安健康、微医、丁香园、好大夫、医联等。互联网医院的建设将互联网医疗平台的轻问诊、在线问诊扩展为拥有处方权的诊疗服务，同时与积累的医疗资源、医疗生态有效融合，为用户提供更全面、丰富的在线医疗服务。信息化企业在为各级医疗机构服务的过程中，连接了多个医疗机构，积累了大量的医疗机构资源，互联网医院的建设能充分利用各医疗机构的资源，形成各医疗机构的优势互补。2020年1月，定位于基层医疗信息化的明医众禾取得互联网医院牌照，聚焦为基层诊所、卫生室赋能，为基层药店提供远程审方服务。医药电商作为另一支主力军，则充分利用其药品供应能力，向上延展至"医疗"，反向形成"以医养药"，为药品销售带来增量。京东早在2017年就涉足互联网医院，2019年5月拆分出独立子公司京东健康。除此之外，业内还可以看到香雪制药、健客、九芝堂、同仁堂、众安保险、泰康健投等上下游企业参与建设。

从第三方平台的角度来看，参与互联网医院建设、运营的模式主要有三种：企业自建模式，即依托实体医院、由第三方机构独立申请设立的互联网医院；医企共建模式，即实体医院与第三方机构合作申请设立的互联网医院，并且由第三方企业负责平台的系统建设、运营；平台模式，即区域政府主导搭建统一互联网医院平台，医疗机构入驻，并且由第三方企业负责平台的系统建设、运营（见表1）。

表1　第三方平台参与建设互联网医院的三种模式

参与模式	企业自建模式	医企共建模式	平台模式
主导方	第三方平台	实体医院	政府
牌照归属方	第三方平台	实体医院	
系统建设方	第三方平台		
运营参与方	第三方平台	第三方平台与实体医院	第三方平台、政府、实体医院
服务特点	基于诊前、诊后服务优势，逐渐向核心诊疗服务延伸，构建完整服务生态	实现就医流程、诊疗服务线上化，基于优势学科打造专病专科服务	打造区域内互联网医院统一入口，区域内医疗机构入驻，实现便民惠民
运营特点	运营自主性强，探索空间大	运营内容需经医院或政府认可，把控力较小，探索试错空间受医院领导、政府监管部门创新理念影响	
典型代表	平安健康、微医	平安健康、微脉	平安智慧城、微医

资料来源：《300＋互联网医院PK数万家实体医院，三种模式能否杀出重围？》健康界研究院，2019年11月8日，https：//www.sohu.com/a/352503999_ 139908。

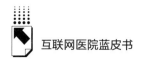

（三）第三方平台建设互联网医院申办流程

根据《关于印发互联网诊疗管理办法（试行）等3个文件的通知》，第三方平台建设互联网医院的三种模式分别适用第三方机构依托实体医院独立设置、实体医院与第三方机构合作申请、实体医院独立申请的方式。

企业自建需要在当地设立子公司、申请设立医疗机构、申请执业登记，整体流程较长，至少需要三四个月才能获得执业登记许可证书。依托医院可以是第三方平台自有、收购、合作的医疗机构，并且要满足政策在科室设置、人员设置、房屋设备设施及规章制度等各方面的要求。互联网医疗企业通常轻资本运营，涉足实体医院建设运营较少，收购医院周期长，且自有、收购对运营资金要求高，因此第三方平台基本上以与医疗机构合作为主。

在医企共建模式、平台模式下，可以是实体医院与第三方机构合作申请，也可以是实体医院独立申请，两者的申请步骤基本一致，区别在于向卫健委提交的申请材料，实体医院与第三方机构合作申请需包括实体医院与第三方机构的合作协议。在业务实操中，以实体医院独立申请为主。

（四）互联网医院的合作与盈利模式

企业自建模式是第三方平台参与互联网医院建设的必选模式，是互联网医疗、医药电商向核心医疗延伸的必备条件。互联网医院的诊疗服务是跨地域的、全国性的，平安健康、微医、京东健康等头部玩家在全国布局多家自建互联网医院，原因在于当前政策下医保支付受地域限制，多地布局意在获取各地在线医保支付资质。在企业自建模式的牌照申请阶段，第三方平台需与依托医院合作，通常按年向合作医院支付服务费。

在医企共建模式下，第三方平台负责系统建设，与医院合作开展深度运营。系统建设包括收费、免费两种方式，业内不少共建合作以免费方式开展。运营包括上线前培训、医生推广、患者推广等基础运营，也包括健康管理、慢病管理、院外护理、增值服务包等增值运营。基础运营由第三方平台、实体医院联合开展，双方分工合作，必要时共同投入人力、财力进行推广；深度运营由第三方平台主导，结合当地需求、医院特色与专长开展，与实体医院共分利润，双方按照参与程度获得相应收益。

在平台模式下，第三方平台负责系统建设，协助区域内医疗机构入驻平台并开展平台运营。系统建设及收费、运营内容与医企共建模式基本一致。

总体而言，第三方平台参与互联网医院建设、运营，关键和难点是通过运营来获取收入。在企业自建模式下，在原来的轻问诊、医药电商基础上，互联网医院牌照可新增电子处方、处方药供应配送收入，带来新增流量，增加二次转化收入，如消费医疗、健康管理、保险等。而在医企共建模式及平台模式下，第三方平台需与实体医院、政府接洽沟通，探索增值服务提高医生、医院收入，实现共赢。如微脉聚焦专科服务与绵阳市中心医院合作推出孕产一体化服务包、产后康复服务包、新生儿关爱服务包等。

后续第三方平台参与建设运营互联网医院将基于现有运营内容向院外服务进一步延伸，形成全病程管理服务的创新路径。赋能互联网医院从在传统医疗场景下只为患者提供单次、随机诊疗服务变革为院内院外协同、线上线下互动、全生命周期的专属疾病管理服务模式，从而大大提升患者的就医获得感。

随着政策监管的进一步完善，互联网医院的管理和发展将更为规范。而在发展的过程中，创新服务和运营模式也将不断涌现，"互联网＋"医疗的融合将越来越深，最终将真正解决患者的就医难题，提升患者的就医体验。

（五）平安健康实践：中国领先的互联网医疗平台

平安健康是我国领先的互联网医疗平台，截至 2020 年 12 月 31 日，平安健康注册用户数达 3.73 亿人，较 2019 年末增加 5760 万人，增长率为 18.3%；期末月活跃用户数和期末月付费用户数分别达 7262 万人和 398 万人，同比分别增长 8.5% 和 34.1%；报告期内平均付费用户转化为 4.9%，去年同期为 4.0%。在互联网医院建设方面，至 2020 年底，平安健康已签约 120 多个互联网医院项目，其中 50 个项目已上线。

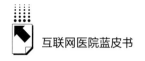

1. 全方位布局医疗版图

平安健康将旗下在线问诊、私家医生、医生工作台、医生队伍等服务整体升级,打造服务用户和医生的双平台,构建专业医患沟通桥梁。

医疗服务:全科 + 专科结合,升级医疗服务。平安健康在线问诊输出包括知识面广的全科医生和技术精湛的专科医生,兼顾"大而全"与"小而精"。四层医疗体系以及医生工作台的打造,使得平安健康覆盖了皮肤科、中医科、妇产科等重点专科。用户可以通过图文问诊、电话问诊、语音问诊、视频问诊、测量体征等多种方式与全科医生和专科医生进行沟通互动,获得准确的诊疗建议。

健康服务:以私家医生为核心,从个人健康管护拓展到家庭健康管理。好医生不断完善"私家医生"产品,升级版私家医生包括"个人版"和"家庭版"。服务内容从医疗需求延伸至健康管理,涵盖 7 × 24 小时在线问诊、医院门诊预约、挂号、转诊、陪诊、住院安排等贯穿就医全流程的各项服务,更引入全国顶尖名医在线问诊,为患者提供精准的、可信任的专家诊疗方案,做家庭健康的"守门人"。

医生体系:打造四层医生体系和专属工作台,赋能医生高效服务。截至2020 年底,平安健康拥有 2200 多人的自建医学团队,全面升级的专属医生工作台不断吸引外部名医入驻,与 20000 余名医疗专家合作,覆盖儿科、妇产、中医、皮肤、内科、外科六大专科服务,并在科研、考核、品牌、交流、效率五方面赋能医生群体。

线下布局:全面布局医保服务,加速推进互联网医院项目。平安健康快速响应国家号召,全面布局医保服务,全力推进互联网医院的建设。截至2020 年底,平安健康与线下医院紧密合作,与各地线下医院签约的互联网医院项目超过 120 个,其中 50 个项目已经上线,并积极接入当地医保支付系统。其中,平安健康已打通湖北、银川、顺德、东莞、福州的当地医保支付系统,为当地市民带来便捷、高效、安全的互联网医疗服务。

2. 人工智能赋能智慧医疗

先进的 AI 技术是平安健康用户数量和咨询量激增的重要原因。平安健康的"AI Doctor"是由 200 多位世界顶级人工智能专家组成的 AI 团队研发，并经过平安健康超 10 亿人次咨询数据训练强化的人工智能辅助问诊系统，目前已经涵盖了 3000 种疾病信息。平安健康利用"互联网 + AI + 自有医疗团队"的组合模式，将"AI Doctor"等人工智能应用与自有医疗团队结合，在大幅降低就医门槛的同时，有效支持了分级诊疗，切实促进了医疗体系的增效控费，为医院和社会减轻了负担。

通过 AI 智能辅助问诊系统、智能重症监控系统、智能合理用药检测系统、智能医疗安全监控平台四大系统平台构筑起的 AI 辅助诊疗系统，获得了全球最大的家庭医生组织 WONCA 颁发的最高认证证书。AI 辅助诊疗系统基于平安健康 10 余亿人次海量问诊数据，以及 60 余万医学图谱、3000多项常见疾病诊断知识、超过 400 万条健康问答知识库构建而成，与自建医生团队共同构筑起平安健康的"护城河"。

3. 用心践行企业社会责任

2020 年，平安健康首次获得 MSCIESG 评级 BBB 级，可持续发展能力处于行业领先水平，企业综合管理水平和持续创造价值能力得到资本市场的重要认可。平安健康一直积极探索以多种方式践行社会责任，为抗击新冠肺炎疫情、推动健康扶贫全力奉献。

疫情防控时期，平安健康在 24 小时内成立新冠肺炎抗疫专项小组，开通抗疫在线问诊专区，千名医护人员主动放弃春节假期，奋战在线上问诊一线。此外，还与 62 个省、市、地区政府的相关机构及超过 30 家行业龙头企业合作，提供 7×24 小时在线问诊服务。在疫情较为严重的时期，平安健康平台访问人数突破 11.1 亿人次，App 新用户数量较疫情前增长10 倍，App 新用户日问诊量增长 9 倍，疫情防护相关视频播放量超过1.15 亿次。

未来，平安健康将坚持以构建专业医患沟通桥梁为使命，秉承"信任、专业、便捷"三大理念，打造中国规模最大、模式最领先、竞争壁垒最坚实的互联网医疗服务平台。

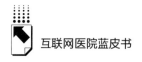

二 医保电子凭证打通医院线上医保结算

"互联网＋"医疗服务受医保支付政策影响，打通医保支付环节是扩大互联网医院覆盖人群的关键因素。目前，国家已明确发布政策文件，将符合条件的"互联网＋"医疗服务费用纳入医保支付范围，鼓励定点医药机构提供"不见面"购药服务，但长期以来医保支付受实体卡的制约，迟迟不能在脱卡结算方面有所突破，也制约了互联网医院医保结算"最后一公里"的打通，而医保电子凭证的出现很好地解决了这一问题。

（一）医保电子凭证功能特点及发展现状

国家医疗保障局依托全国统一的医保信息平台研发的医保电子凭证，其可作为医疗保障中的个人电子身份凭证，与参保人员基础信息——对应，全面适用于医保各项业务，并在全国范围内通用。全国参保人员均可通过国家及地方政务服务平台、国家医保及地方医保服务平台、国有大型商业银行和全国性股份制商业银行的手机 App、微信、支付宝等 50 多个渠道进行实名认证和实人认证，激活医保电子凭证，使用相关的医保服务。当前电子凭证二维码是医保电子凭证的重要表现形式，但不是唯一形式，未来人脸等生物特征也会得到支持。

截至 2020 年 11 月底，全国医保电子凭证全渠道激活用户数超过 3 亿人，全国 29 个省份的医保电子凭证已在医院药店开通使用，接入定点医疗机构超过 2.6 万家，定点药店超过 7 万家。[①]

（二）医保电子凭证在互联网医院的应用价值

1. 快速覆盖现有的就医群体，提供更便捷的入口

基于微信公众号和小程序生态建设互联网医院，或者在原有的医院公众

[①] 《医保电子凭证全渠道用户量超过 3 亿》，国家医疗保障局网站，2020 年 11 月 25 日，http：//www.nhsa.gov.cn/art/2020/11/25/art_ 14_ 4011.html。

号上升级，使医院原来的就医群体可以被快速覆盖，同时为相关患者提供更加便捷的入口。微信作为国民级应用，大部分群众都使用微信，通过基于微信生态的互联网医院建设，可以让覆盖群体更广，触达成本更低。

2. 减少慢病患者的时间成本和出行成本

通过互联网医院及线上医保支付，慢病患者在家就可以进行在线复诊，在线提交申请，等待医生接诊即可，并且在线上进行医保支付，无须再从家赶到医院排队，药品由快递配送到家，可享受与线下同质化的服务，有效缓解"三长一短"问题，提高了医院的服务质量和患者就医体验。

3. 打通网上看病就医"最后一公里"

通过微信线上医保支付功能，患者在互联网医院上进行慢病看诊及购药，可以使用医保支付，药品配送上门，打通了网上看病就医的"最后一公里"，大大方便了患者，提高了网上看病就医的满意度。

4. 降低慢病患者的使用成本

基于微信的医保在线支付功能和微信的第三方支付功能，患者在互联网医院可以一键完成"医保＋自费"的结算，无须再学习使用新的支付方式，使用成本大大降低。

患者在手机端即可以激活医保电子凭证，直接在互联网医院上使用，无须办理实体卡，消除办理实体卡或者要带卡才能看病的烦恼。

通过使用医保电子凭证实现互联网医保服务无卡办理，促进医保脱卡结算，可以为参保群众提供更加方便快捷的医保服务，群众在手机上即可使用医保结算服务，大大减少了过往窗口和自助机排队结算和互联网医院业务只能自费支付的烦恼，方便了老百姓。

5. 减少了线下聚集，降低交叉感染风险

在疫情防控时期，通过互联网医院及线上医保支付，慢病患者群体无须前往医院等人口密集的地方，降低了交叉感染的风险。

6. 提高医保结算安全性

以往医疗机构通过文本交互模式对接医保业务系统，实现患者的医保结算服务，这种模式数据交互速度慢，且容易导致患者医保数据泄露等安全问

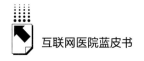
题。而基于医保电子凭证的医保结算，使用凭证动态二维码解析后，获取患者的相关凭证信息和 token，再利用 token 进行医保结算，提高了医保结算的安全性。

（三）微信依托医保电子凭证在"互联网＋"医疗服务中的实践

通过微信公众号＋微信医保电子凭证激活＋微信线上医保支付功能，互联网医院可以快速为患者服务，患者在互联网医院可以进行线上医保结算，且输入一次密码，就完成了"医保＋自费"的混合结算，结合院内的药房或者院外的药店和第三方物流，实现互联网医院预约挂号—在线问诊—在线开方—在线医保支付—审方—配药—送药全流程服务。

1. 微信医保电子凭证激活

在国家医保局的支持下，微信与国家医保电子凭证中台进行对接，微信成为国家医保授权的第三方渠道，群众可以在微信上进行医保电子凭证激活和授权，在微信上通过医保电子凭证享受相应的医保服务。医院在进行互联网医院建设时，只需要和微信进行医保电子凭证激活授权的对接，帮助就医群众快速激活医保电子凭证，并使用医保电子凭证在互联网医院上就医。

2. 医保电子凭证助力线上医保直接结算

在各级政府推出相应的"互联网＋"医疗服务的医保支付政策后，微信与各地市的医保系统打通，群众通过微信绑定医保电子凭证后，可以在支持医保支付的互联网医院上享受线上挂号和线上缴费的医保支付服务。

在各地政策的指导下，微信协助公立医保定点医院自建互联网医院，用户既可以基于原先的微信公众号直接触达互联网医院，无须关注新的公众号；又可以通过微信体系内新建的互联网医院的微官网/小程序使用相应的功能，无须下载新的 App，通过微信进行互联网医院的推广也更加便捷高效。

公立医保定点医院自建的互联网医院，在问诊环节由院内医生完成，但是药品的配送环节，不同的互联网医院有不同的选择，有使用院内药房的情况，也有处方流转到院外的药店，由药店完成配送的情况。

（1）由医院药房配送

符合条件的慢病患者在互联网医院上在线选择慢病复诊配药，通过线上问诊、开方审方后，患者在线进行医保结算，医院药房进行配药，由具有药品配送资质的快递将药品送到患者手上。

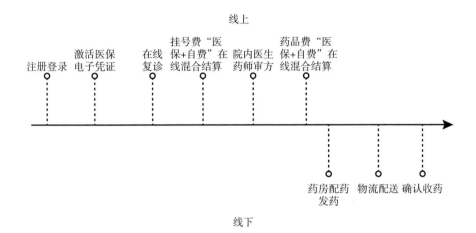

图2　通过医保电子凭证进行医药费用支付流程

①用户通过微信公众号登录互联网医院并注册。

②用户在互联网医院上激活医保电子凭证，进行绑定。

③用户在线选择科室进行在线复诊，提交相关病情描述和药品需求。

④通过医保电子凭证，用户在线医保支付挂号费。

⑤配药申请经过医生和药师审核通过，用户确认取药订单和配送地址。

⑥通过医保电子凭证，用户在线医保支付药品费。

⑦之后由医院药房进行配药、联系物流发药，由有药品配送资质的物流配送上门。

（2）由院外药店配送

医院自建的互联网医院开出的处方由院外药店配送时，因为不同区域的医保政策的差异，当处方仍然占用医院的医保额度时，支付结算流程与医院药房配送一致，用户在互联网医院统一支付结算，之后由医院与药店进行对

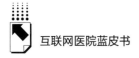

账。当处方流转到药店时，不占用医院的医保额度，在当地医保局允许的情况下，药店利用医保电子凭证，实现无卡结算，之后由医保经办机构与药店进行费用的对账。

（四）医保电子凭证未来在互联网医院的应用场景

1. 医保电子凭证的亲情关系绑定及亲情代支付

随着互联网医院的发展，在手机上看病的人越来越多，覆盖了从小孩到老人群体的全部人群。要实现在手机上看病，需要有智能手机，且能够熟悉智能手机的操作，但是小孩及老人，一方面可能没有智能手机，另一方面也做不到熟练使用手机的功能，因此需要在监护人的指导下，在监护人的手机上进行操作，形成亲情关系，从而实现小孩/老人的线上问诊以及线上的医保支付。

各地医保局基于国家医保局的亲情关系方案进行探索，监护人可以通过自己的手机帮助家里的小孩或者老人进行亲情关系的认证绑定，并实现医保电子凭证的代激活。在就医时，通过已绑定的亲情关系，切换需要看病的就诊人进行线上问诊。在就诊人完成问诊后，生成待结算清单，基于已有的医保电子凭证亲情关系认证，监护人在手机上帮助就诊人完成医保支付，实现亲情代支付，方便快捷。

通过医保电子凭证进行亲情关系绑定和亲情代支付，小孩和老人在互联网医院看病就诊更加方便，在家即可完成看病及医保支付。也方便了监护人，监护人不再需要带着小孩/老人奔波于医院。这也是响应国务院适老化服务要求的举措。

2. 处方流转

随着"医药分家"的逐步实现，老百姓去医院就医后，购药的方式越来越多，可以选择院内药房，也可以自行携带处方到院外药店购药。随着互联网医院的发展，处方从互联网医院流转到院外药店的模式也在逐步探索中。

用户在互联网医院完成看病问诊后，通过医保电子凭证进行问诊费用的医保结算。用户可以自行选择在互联网医院对应的实体医院购药或者在院外药店购药。当用户选择在院外药店购药时，对应的处方需要通过统一的平台进行流转。

同时用户可以选择前往药店自取或配送到家，当选择配送到家时，用户可以基于医保电子凭证进行线上药品费用的医保结算。在结算完成后，处方流转到对应的药店，由药店/合规的第三方物流进行配送。

如果是自取，则用户到达其选定的药店时，出示医保电子凭证，实现身份的认证，药店根据用户的身份，获取到从互联网医院上流转出来的对应用户的处方，并由店内的执业药师进行审核，审核通过后，用户可以通过医保电子凭证实现医保扫码结算。

互联网医院基于医保电子凭证进行处方流转，处方流转的安全性和保密性提高，且有利于医院专注提升医疗质量，为用户带来更好的线上问诊服务；对于用户来说，购药选择性增加，可以选择更加方便自己的药店购药，可以用医保电子凭证实现线上线下的医保结算。

三　医保智慧审核系统应用

（一）医保基金在互联网医院开通医保支付后面临的风险

互联网医院医保支付上线，在为参保人带来便利的同时，因数据信息壁垒、电子病历不规范、信息安全和隐私等问题，不法分子也会趁机实施欺诈骗保行为，而且欺诈手段隐蔽、难以被识别，不仅给互联网医院的声誉和发展带来极大的挑战，更为严重的是会造成医保基金流失以及不良的社会影响。因此在要求互联网医院及其相关企业主动加强内部管理的同时，更需要采取有力的监管措施，利用互联网医疗的数据优势和技术优势识别并防范欺诈骗保行为。

1. 互联网医院的就医、支付、配送等业务流程及互联网医疗新业态带来医保管理盲区

在互联网医院开展医疗活动的医生和患者的真实性。国内多篇互联网医

疗研究文献指出，在互联网医疗过程中需要对医生资质的真实性进行验证，同时也需要对在线患者进行实名认证，但是实际运行过程中只有在初次登录或者初次上线时进行人脸识别、资质认证，可能导致冒用医生账号、冒用医保卡等多种形式的医保支付风险。

当前，虽然《互联网医院管理办法（试行）》《互联网诊疗管理办法（试行）》明确互联网医院根据开展业务内容设置相应临床科室，并与所依托的实体医疗机构临床科室保持一致，但在实际运营过程中存在超出互联网医院注册的执业范围的现象，可能造成医保资金的浪费和滥用。

在医保支付过程中，国家医疗保障局在近几年推行医保电子凭证，进一步为参保人在互联网医院进行常见病、慢病复诊提供便利条件，但是其只在领用医保电子凭证时进行实名认证，在医保支付时暂未设置人脸认证。即使医保支付完成，在药品配送过程中也存在一定的风险，即药物签收人是否参保人本人。医保"黄牛"会利用这一管理漏洞进行药品倒卖。

另外，互联网医院医保管理制度、互联网医疗服务的医保医师管理（尤其是执业范围、真实性等风险）、医保用药限制管理等方面也存在一定的漏洞。

2. 诊疗服务形式改变、管理制度尚未完善造成医生接诊混乱

医保医师通过不同手机号注册多个账户，过度接诊或恶意刷单导致参保人就医体验降低和诊疗服务质量下降；曾有针对互联网医疗运行现状的研究观察到某些平台不乏优质正副高级医生，其临床事务繁忙且诊疗费用较高，让初级或中级医生帮忙刷单；线上医师与线上就诊参保人联合"虚假就诊"，主要表现为基层医疗机构医师在收集参保人医保卡并领取医保电子凭证后，可能出现反复处方开药的套保行为；线上医师的处方不符合《处方管理办法》和《医疗机构处方审核规范》等相关规定，主要表现为非适应证用药、超剂量用药、超说明书用药、频繁更换药物等异常行为，为线上医保基金支付带来较大的风险。

3. 医疗新业态下构建就医新秩序的难题

互联网医疗迅速发展，新冠肺炎疫情突袭而至以来，国务院及国家医疗

保障局先后出台相关政策支持互联网医院在线医保支付、慢病在线复诊取药，为长期慢病参保人提供了极大的便利，但是当前在基础信息建设方面，我国暂未实现各医疗机构的数据互联互通及信息共享；同时线下实体医院与互联网医院平台性质不同，线上线下就诊数据未打通或同步，医生和患者双方信息不对称，仅凭患者的主诉或者描述，医生无法全面准确掌握患者的历史就诊信息及用药记录，可能导致不法分子突击开药、顶额消费、超量取药、出借医保卡、倒药卖药等违法行为更为猖獗和隐蔽。

（二）互联网医保智慧监管降低互联网医院医保支付风险

1. 改变现有监管模式，将线下监管拓展到线上

为确保互联网医疗平台医疗活动参与者的真实性，不仅需要在初次登录注册时进行实名认证和人脸识别，也需要在医生接诊和患者问诊、医保支付、物流配送、药品签收时进行适度的人脸验证或身份校验等。互联网医院所依托的实体医院的执业资质和执业范围需保持一致，通过互联网医院的线上技术对就诊的参保人疾病范围和医保医师的执业范围进行匹配，完善自动分诊等功能。互联网医院平台需要应用图文识别、语音识别、自然语言识别等技术手段加强对诊疗过程中的问诊记录真实性、规范性、有效性的鉴别和管理。互联网医院需要加强内部药品和处方管理，利用智能审核、智能审方、专业的药师审方团队做好处方审核；需建立和完善医保监控规则引擎和数据分析模型；建立和完善药品基础知识库（包括药品基础剂量表、药品适应证、禁忌证、药物相互作用、药物不良反应、单次用药剂量、用药途径、特殊人群用药等）。互联网医院需建立药物管理部门，建立医保目录用药的动态调整机制，加强对医保目录用药限定范围的管理。药物管理部门需负责加强与医保相关部门沟通，及时更新医保用药目录，与互联网医院、医保管理团队同步医保用药目录限制范围；医保管理团队及时更新医保监管规则知识明细。医保管理团队需及时有效分析参保人问诊信息、处方药品以及医保支付费用等，与互联网医院、药物管理部门甚至医保监管部门同步相关信息。

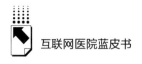
加强线上医保医师管理，互联网医院的医保医师需是互联网医院注册地或统筹区的医保服务医师，对医保医师的执业资格、执业范围以及医保医师的真实性予以核验。

更为重要的是，在医疗行政主管部门和医保行政管理部门的主导下，建立统一的医疗、医药、医保"三医"监控平台，实现线上和线下数据互联互通、信息共享，实现对线上医保医师的执业资质、执业范围的准确识别，同时可以获取参保人的历史就诊记录，为医生全面准确掌握患者的病情提供数据支持，进一步为互联网医疗健康发展提供安全保障。

2. 建立事前＋事中＋事后、线上＋线下的一体化监管体系

互联网医院在利用新技术新手段加强内部管理的同时，也需要建立事前事中事后、线上线下一体化的医保监管体系。

事前，互联网医院实时针对医保医师登录进行活体验证，首次注册线上医师需要针对医保医师的执业资格和执业范围进行图文识别，并与医保局、卫健委的医师库进行比对，最大限度地防止医师资质造假。同时对线上就诊参保人的真实身份、历史就诊记录等相关信息通过信息共享的方式予以验证，确保互联网医疗活动中相关医疗参与方信息的真实性。

事中，互联网医院在采取相关措施核实参保人历史就诊和用药记录的基础上，按照相关政策要求开展常见病、慢病的复诊，加强诊疗过程的处方药品管理，通过合理用药、医保药品支付适应证等审核规则进行监控，确保用药合理、合规。

事后，针对医保医师接诊行为进行分析，可通过接诊时间、单位时间接诊量、接诊时间间隔、接诊地点定位、第一执业地点和医院和归属地等指标进行分析。针对行为明显异常的医师，在其登录、接诊时予以警告提醒。

线下针对医保医师的可疑行为构建相关数据分析模型进行分析并判断，对于情节较轻，对就诊参保人、医保基金及医院声誉未造成影响的，在互联网医院限制医生的接诊单数量和接诊范围；情节较严重，对参保人影响较明显的，可向医保监管部门报备核实，经核实后在互联网医院限制医生接诊，停止发放补贴直至停封账号。

3. 通过专业化、科学化和精细化的管理强化行业自律

互联网医保智慧监管采用了基本医疗保险管理审核系统建立的规则体系，将定点医疗机构上传的医疗费用和明细项目数据，与一系列审核规则进行互联网大数据方式的比对、筛选，科学地分拣出违规费用，有效克服了以往不同审核人员对标准掌握有一定误差的问题，结果更为准确。依托医保智慧审核引擎，每月与基本医疗保险同步申报、同步审核、同步出账、同步结算，精简了业务流程。新模式下，大额、大病保险医疗费用的申报可与基本医疗保险费用申报在网上同步完成，办公成本大大降低；大额、大病保险医疗费用的审核工作和基本医疗一同通过医疗保险管理审核系统进行，审核结果同步产生，并可直接在网上下载，定点医疗机构对结果有异议的，也可通过系统直接在网上反馈，避免了以往定点医疗机构为查询和复议在不同部门间来回奔走的问题；大额、大病保险医疗费用的出账、结算工作，根据医疗保险管理审核系统自动生成的扣减表，在应付账中据实扣减后通过网银划拨，大大缩短了办理时间。互联网＋大数据的应用加大了对定点医疗机构违规行为事前、事中的检查稽核，并逐渐延伸到药品耗材的集采和使用监控、医疗行为监管、医保支付环节监管、综合的医保基金监管创新等方面。

（三）互联网医保智慧监管的意义

1. 通过大数据平台将医疗健康与医保融为一体

通过搭建健康大数据资源中心，以统一规范的健康数据标准体系，汇聚医保、卫生健康主管部门、医疗机构、药监及药品生产、流通企业等相关方数据，建立数据应用标准，建设数据共享平台，进行跨部门数据的整合，实现各部门不同业务系统之间的数据共享和业务协同，最终为各部门提供信息化、智能化产品及融合应用。从以系统为切入点深化三医联动改革的高度，构建信息互联互通、要素良性互动、数据安全应用的健康服务保障平台，解决健康信息"碎片化"、"孤岛化"和数据运用不足的问题，提升政府监管效率，提高健康服务保障水平，切实增强

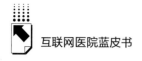
群众获得感。稳步推动医疗、医保、医药等数据共享和系统融合，构建医疗健康信息"一张网"。

2. 从精确管理到精准服务，促进科学管理的实现

以大数据为支撑，以信息共享为核心，通过横向联合经办机构—定点医药机构—参保群众，纵向实现医疗服务的诊疗—审核—结算—支付全流程监管，由前端与后台"单据"交换变为"数据"共享、信息互通，打造纵横交错、高效畅通的信息"公路"网，打造五大医保智能服务平台。一是医保知识管理云平台。整合历年医保相关的文件资料，进行分类整理，实现电子化检索查询。二是互联网 OA 系统平台。实现医保中心与辖区定点医疗机构之间、定点医疗机构相互之间实时联系互通，做好日常管理及业务指导，使横纵向联系更加紧密，有效提升经办服务效率。三是线上智能审核服务平台。实现医保费用手工报销材料的提交与票据信息审核线上完成，上传成功后，会进入专业识别系统，将纸质单据转化成电子单据存储。之后，利用系统已有数据库对票据进行自动筛选与判断，实现全费用结构的智能审核，人工复核则针对单据预审结果中的重点项目进行。最后，建立电子票据数据库，使用索引可快速查询访问数据库中的原始票据信息。四是实时结算费用智能审核管理平台。通过信息技术对医疗机构门诊、住院诊疗行为和费用开展全程监控和智能审核，将监管服务前置到医疗机构和医生工作站，做到诊疗过程实时提醒但不干预，促进诊疗行为规范化。具体包括加强合理用药和不良反应监测，对价格高、用量大、非治疗辅助性等药品建立重点监控目录，开展跟踪监控、超常预警，从而达到事前提醒、事中控制、事后审核的服务效果。五是便民服务 App 平台。该平台立足参保群众实际需求，通过开发医保动态推送、业务流程详解、在线政策咨询、个人信息查询等功能，将便民服务通过手机 App 送到百姓身边，实现"指尖上的医保"，让群众更有实实在在的获得感。

3. 为医保政策的制定和完善提供有力支撑

通过决策分析系统，从医院、科室、医生、参保人等多角度对所在地区医保基金的使用和管理情况进行数据挖掘和分析，帮助管理者全面、深入地

了解医保基金管理现状；精准发现问题，为医保政策制定者提供政策调整的数据基础和模型推演。法人化、专业化且相对独立的社会化医保经办机构，作为参保人的代表，在与政府、参保单位、医疗服务和药品供给商共同构成的基本医疗保险法律关系中，维护参保人的权益，实现了监督与经办的分离，数据通道与数据服务的分离。逐步构建起新的"监、管、办"分离的现代医疗保障治理体系，明晰的权责分配和有效的权力制约，减少关键环节的人为干预，进一步促进医疗保障均等化。

4. 为实现医疗体系新业态奠定基础

"健康中国"建设是我国既定的战略目标，"主动健康"是全民健康的第一步。控制医疗费用的不合理增长是医疗保险制度的基本目标，但不应当成为其最终目标。逐步从医疗卫生市场的战略购买者转变为医疗健康服务市场的战略合作者，通过付费方式改革等政策杠杆，鼓励和支持医药卫生服务领域的有效创新，引导医疗健康市场的高质量发展，进而实现从提升制度内部运行效率到提高经济社会总体效益的转变。无论是"按疾病诊断分组付费（DRGs）"还是"按病种分值付费（DIP）"、决策分析、绩效评价等，均需要强有力的技术支撑和庞大的数据分析能力作为基础。而互联网医保智慧监管刚好解决了数据碎片化和信息孤岛的难题，为互联网医疗的进一步发展奠定了基础。

5. 促进参保人慢病管理服务的实现

现阶段，互联网医院在政策允许范围内开展的常见病、慢性病复诊取药，正处于客户和数据积累的过程中，也正在逐步培养和建立患者对互联网医院的信任，同时慢性病长期有效管理模式也在逐步探索中。

做好互联网医保监管，既能确保医保基金的安全和有效使用，又能积累完整准确的参保人就诊数据，为后续慢病管理服务做好数据积累，进一步评估患者的病情变化及身体状况，为患者制定个性化、差异化的健康管理服务。互联网医保智慧监管通过大数据的应用和科学化的管理，将医保支付和慢病管理的成效系统，依靠支付杠杆提高患者对慢病管理的依从性，引导慢病患者主动经营健康。

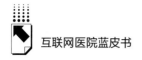

（四）微医依托互联网医保大健康平台开展医保智慧监管的发展实践

1. 实施背景

互联网医院是"互联网＋"医疗的必然产物。自 2015 年微医集团主导，与地方政府和实体医疗机构在乌镇成立第一家互联网医院以来，各地不同形式的互联网医院平台迅速增长。2020 年伊始，突如其来的新冠肺炎疫情打乱了人们的生活节奏，老百姓通过互联网医疗平台进行疾病咨询、处方用药以及医保支付结算的需求日益强烈，国家相关部门为了控制疫情，也为了满足人民群众尤其慢性疾病患者的合理就医需求，逐步出台各项政策，支持互联网医院发展，同时也将常见病、慢性病的互联网复诊用药纳入医保报销范围，至此互联网医院发展的最后一关——互联网医保支付终于被打通，互联网医院快速发展。

2020 年 4 月 25 日，在山东省委省政府、济南市委市政府、山东省医疗保障局的指导和支持下，山东省济南市成立了山东省互联网医保大健康集团，同日发布了山东省互联网医保大健康服务平台。该平台作为政府深化医改、服务民生试点的第三方服务平台，为山东全省老百姓提供疫情咨询和防控支持，为慢性患者、困难群体、失能人员和 60 岁以上老人等群体做好互联网医疗服务的同时，也为山东省及地市医保局提供线上线下医保监管服务。

随着医保覆盖范围和基金支出规模的不断扩大，医保基金浪费、滥用、欺诈的问题日益突出，医保基金监管形势仍然严峻。由于互联网去中心化、虚拟性等特点，互联网医院医保监管的难度加大，尤其是如何确保互联网医院在政策允许的范围内"真看病"和"看真病"，是互联网医保监管的难点和重点。因此在互联网医院快速发展的同时，相关行政部门也亟须建立互联网医院医保监管平台和完善的监管体系。

2. 具体做法

（1）完善互联网医院管理制度，加强互联网医院平台自身管理

在建立互联网医保大健康平台伊始，公司内部逐步建立了互联网医院医

疗管理制度，出台了《互联网医院个人信息保护管理办法》《互联网医院云药房管理办法》《互联网医院医生管理办法》《互联网医院医保管理制度》《互联网医院医保审核办法》等一系列与互联网医疗业务相关的制度，并成立了公司互联网医院药事管理委员会、互联网医院医疗质量管理委员会，同时成立了专职药师审方团队。

（2）依托互联网医保大健康服务平台建设全市医保智能监控平台

以山东省互联网医保大健康服务平台作为政府深化医改、服务民生试点的第三方专业服务平台，为全市乃至全省疫情防控人员、失能人员、慢病患者、困难群体和60岁以上老人提供网上问诊、咨询服务、复诊购药、慢病续方、医保支付结算、帮办代办、送药上门、出行帮扶等一体化、专业化服务。在做好参保人医保服务的同时，建设了线上线下相结合、事前事中事后全流程的智慧医保监控系统，在通过连接互联网医院和线下实体医院端部署事前事中监管系统，将医保审核关口前移，在互联网医院入口端，不仅在医生和患者初次登录时设置实名认证、人脸识别，而且在医生接诊、患者问诊、医保支付、物流配送等多个环节设置人脸认证，对于行动不便的参保人，采用网上备案认证代配药人员的信息等不同手段确保就诊结算的真实性。同时在医疗行为发生之前进行介入提醒，事中进行干预提示，将不合理、不合规的行为控制在医保结算之前。一是通过将参保人近期就诊、用药情况推送给医生，事前介入提醒；二是通过对参保人购药或住院历史记录的监控和调用，确保患者为线上复诊，并保持原治疗方案不变，通过事中处方监控审核以及药师团队的二次审核把关，确保将不合理用药、超目录限制条件的药品等不合理、不合规的行为控制在医保结算之前；三是将参保人员在就医过程中产生的就诊和医保结算信息，通过医保结算系统和核心业务系统交换至智能审核系统，事后复核稽查。预先指定审核规则，由规则引擎对结算数据筛查过滤，生成"违规""可疑"两类信息，通过审核后确认或进行人工核查处理。

（3）与医保管理部门合作，开通线上患者投诉和社会监督渠道

将山东互联网医保大健康服务平台的咨询投诉热线与市医保的欺诈骗保

举报热线信息共享。互联网医保的监管靠单方的力量是不够的，需赋予患者和社会监督权、发言权，调动患者的积极性。引导患者积极参与互联网医院发展，也能有效维护医保基金安全和有效使用。

3. 取得成效

初步建立了一套相对完整的互联网医院医保管理制度，探索了一条行之有效的政企合作的互联网医院医保监管路径，既能有效发展互联网医院的医疗业务，同时也能协助医保行政主管部门做好医保基金监管，实现了患者满意、医院发展、产业聚集、治理提效的多方共赢良好局面。

一是国家政策在实践中得到落实。通过对公立医院、社会药房的一体化管理，门诊检查和药房配药的分流和协作，实现了分级诊疗、开方、医保审核、结算、取药"一站式"服务，并将发展成熟、符合条件的互联网医疗费用及时纳入医保支付范围，推动慢性病诊疗管理服务模式创新，开展线上线下相结合的慢性病互联网预约挂号、复诊、续方、药品配送等服务，减轻医院就诊压力，方便病人看病就医。在做好服务的同时，加强互联网医院自身管理，做实互联网医院医保管理和审核，根据互联网医院现有的医疗业务流程，建立一套相对完整的互联网医保监管制度和体系。

二是探索出可复制可推广的经验。通过政企合作，利用人脸识别、图文识别、语音识别、大数据分析以及人工智能等先进技术建设互联网医院医保监管平台，围绕精细化管理、精准化服务有效监管，开通患者投诉和社会监督渠道，加强对互联网医院诊疗服务的管理，使得互联网诊疗管理、互联网医院管理处于平台系统监管下。通过梳理互联网医院业务流程中的主要风险点，结合当地医保支付政策，在实现数据共享（医疗行政主管部门将参保人三个月历史结算数据共享）的基础上落实"真看病""看真病"的基本要求，构建起"一网医保服务""一网医保监管""一网服务评价"的互联网医保服务和监管体系。

三是有效提升基金监管效能。医保基金使用实现智能监管一体化，助推医生诊疗行为更规范。通过应用智能监控系统，对医师开处方和开具检查项目等各个方面进行事前提醒、事中预警和事后审核的全过程监管，实施有力的约束和规范，大处方、大检查现象明显减少。

四是"三医联动"成效初显。以山东省医保大健康平台为依托，创新了医疗、医保、医药"三医联动"机制。首先，把门诊慢病用药从医院进行剥离，对用药品种进行规范统一，形成量采优势，通过合量议价压缩采购价格，将形成的利润一部分用于建设医保智能监控平台；其次，依托医保智能监控平台，逐步提升医生的诊疗水平；最后，通过对药品合量议价采购和医生诊疗行为的规范，达到节省医保基金和提升基金保障能力的目的。

（五）互联网医保智慧监管面临的挑战与发展建议

1. 互联网医保智慧监管面临的挑战

（1）互联网医院的发展与互联网医保监管的平衡

以互联网医院作为第二名称的公立医院属于公益形式，较以实体医疗机构为依托的互联网医院，内在发展动力相对不足。但是以实体医疗机构为依托的互联网医院多数为营利性质，由互联网医疗企业出资建设，业务发展需求更为强烈，如果一味地加强监管，可能会导致相关企业发展动力不足或无法发展，如何有效地平衡其发展和医保监管是一项重要的课题。

（2）数据共享与信息安全的矛盾

互联网医院医疗业务开展是以数据为基础的，尤其是线上线下相结合的数据集。首先，当前参保人在线下就诊或健康体检保健数据的产生，其数据归属权不明确，其数据开放和使用的界限不清晰，导致数据共享和使用的推进进度较其发展需要严重滞后；其次，各地虽均已成立大数据局，卫健委和医保数据多数已在"云"上，但并未实现互联互通。如何有效解决信息安全保护和数据共享的矛盾，是互联网医院发展的重要影响因素之一。

2. 互联网医保智慧监管进一步发展的建议

（1）健全互联网医保监管制度，坚持以政府为主体，适度平衡互联网医院发展及其医保监管

建立线上医保医师准入制度，建立全国统一的医保数字认证体系，不仅要按照医疗行政主管部门的要求完成多点执业备案，而且在互联网医院登录

执业和开展医疗活动时进行实名认证、人脸认证。参保人在注册登录、医保支付时进行实名认证和适度的人脸认证,在安全有效的前提下,尽可能减少人脸认证的次数。制定有效规范的互联网医疗病历书写标准,以便有规可循、数据统一。实施违规违法惩戒制度,对于互联网医保违规行为,一经发现严肃处理。在实行监管措施的同时,充分考虑互联网医院发展的需求,坚持以政府为主导,满足医保服务和医保监管的要求。

(2)充分利用社会力量和新技术成果,提高管理效率

多主体参与是社会分工的必然取向,也是狭义管理走向现代化治理的关键措施,专业社会力量充分利用大数据、区块链和云计算等技术成果,在医保费用智能监控、协议机构管理、支付方式改革以及医保数据的挖掘等方面发挥了重要作用。但从治理结构上看,大多仍采取医保行政机构委托或购买服务的方式,并未真正通过赋权使社会力量成为医保治理体系中的平等参与者。应当加快立法、明确授权,更加充分地发挥专业社会力量在医保治理现代化中的作用。

(3)发挥医疗大数据的作用,以技术促"公平",为全民健康保驾护航

国家医疗保障局成立后,建设了全国统一的医疗保障信息系统,包括统一的基本医保药品目录、诊疗项目目录、医疗服务设施标准、线下和线上支付标准等,以保障数据标准的统一,为大数据分析和医保基金的风险预警及控制奠定了基础,构建了全国统一的"大数据库"。基于互联网的信息化工具和平台进入成熟期,传统线下场景大量向线上迁移,线上线下协同管理更加顺畅。区块链技术的发展重点将从底层技术转向行业应用,通过可信、安全的数据共享方式与以多方协作为重点的行业场景的结合,形成探索性的多层次多元化创新。以5G为代表的下一代通信技术将在5年内迅速成熟商用,通过提供超大带宽、超低时延、超广接入的通信能力,进一步提升医疗健康服务、医保公共服务、跨机构数字化共享协作的跨时空供给能力与效率。基于优质海量的医疗训练数据进行深度学习的人工智能技术在医疗辅助决策方面的应用,将助推区域性医疗资源结构的优化及基层医疗能力的提升。

四　基于互联网医院的慢病管理实践

随着我国深化医药卫生体制改革逐步推进，慢病领域逐渐成为我国互联网诊疗行业的市场热点。特别是在 2020 年新冠肺炎疫情下，慢病人群、医务人员、健康产业从业者刷新了对互联网医院的认知，在线下诊疗渠道受阻情况下，互联网医院平台通过开展线上义诊复诊、远程会诊、医保支付、药品配送等服务，搭建"线上＋线下"相结合的慢病优质健康管理服务体系，引导患者合理就医，满足慢病患者迫切需求，"互联网＋"医疗特色优势逐渐显现。

（一）疫情防控常态化时期在互联网医院架构下做好慢病管理工作的意义

新冠肺炎疫情下，我国完成了一次庞大的互联网医疗健管理念的用户教育，带来了深远的影响。一是对传统就医观念的改变。一道道"封城令"让诸多慢病患者了解到在线诊疗、在线健康管理的重要价值，线上诊疗和医药配送服务模式逐步得到了认可。二是对传统医疗机构运行模式的补充。由于实体医院都采取了最严格的三级预检分诊、测温、限流等防控措施，慢病复诊开药远不如之前方便，加之医保和分级诊疗政策的支持引导，慢病群体逐渐回归到基层，被分流到线上。三是健康管理市场需求的激增。慢病人群正是此次疫情的易感和高危人群，这深刻地让人们开始认真审视自己的健康状况并付诸行动，日常的健康管理、疾病预防、自身健康素质的提高显得尤为重要。人口老龄化大背景也为互联网医院开展慢病管理工作营造了有利条件，用药指导、健康监测、健康素养等长期健康管理的需求愈加凸显，潜在需求被大大激发。

（二）"互联网＋"慢病管理工作概况

我国慢病管理模式主要为慢病信息监测系统模式、慢病自我管理模式（CDSM）、社区慢病健康管理模式和社区慢病临床路径管理模式等，总体呈现生理干预、心理干预和社会干预等多模式综合管理的趋势。根据亿欧智库《2020年中国互联网慢病管理白皮书》，2020年中国互联网慢病管理市场规模为268亿元，渗透率为11%；预计到2025年，市场规模将达2357亿元，渗透率将增长至37%。总体而言，我国"互联网+"慢病管理产业尚处于初级阶段，但慢病管理行业经过多年的发展，在产品和服务的层级上已经较为丰富，经过近5年的产业磨合，互联网医院慢病管理产品按照支付方不同，可分为患者端、企业端、医院端和政府端的慢病相关产品和服务，各产品均需依托互联网医院，由线上医疗和健康管理团队为慢病患者提供各项慢病管理服务（见表2）。

其中，患者端主要面向个体，可分为线上医疗服务市场与药械零售租赁市场，预计2024年线上医疗服务市场规模为112.3亿元，药械零售达419.5亿元。企业端主要面向特定群体，服务模式与患者端类似，同时增加为药械企业提供经销的服务，预计2024年市场规模将增长至85.5亿元，预测期年复合增速将达63.1%。医院端面向各实体医疗机构，由互联网医院为其提供信息化慢病管理平台，根据医院等级和职责分工，开展在线慢病临床诊疗、健康管理、居家养护服务，并对接国家基础公卫平台，实现数据互联互通。政府端则由政府购买慢病诊疗和/或健康管理服务，预计市场将从2019年的2.2亿元快速发展至2024年的57.1亿元，预测期年复合增速为细分市场中最高，达91.4%。

表2　"互联网+"慢病产品与服务概览

分类	细分应用	定义	盈利模式
患者端 （TO C）	线上诊疗	慢病复诊 线上家庭医生问诊服务	问诊按次数\工时收费 会员制收费（包时）
	产品	药品、医药器械零售租赁 消费医疗服务销售	平台租售药、械的差价 平台向患者提供医疗服务的差价
企业端 （TO B）	营销	展示类广告 搜索类广告 学术论坛推广	线上流量售卖 活动场次销售
	医疗服务	为企业员工提供集体医疗服务	向企业收取年费
	医药经销	作为经销商向产业链下游（例如药店）提供药品器械	平台取得药械经销权，向外出售赚取差价

分类	细分应用	定义	盈利模式
医院端 （TO H）	信息化平台	医院信息管理系统（HIS） 临床信息系统	软件授权费或 SaaS 年费
政府端 （TO G）	慢病诊疗服务	为基层提供慢病管理服务，对接 公卫工作，促进家庭医生履约	签订购买服务协议，按合同约定 收取服务费

资料来源：《中国互联网慢病管理行业蓝皮书》，动脉网，2020 年 5 月 14 日，https：//baijia hao. baidu. com/s？id = 1666647779332087360&wfr = spider&for = pc。

（三）互联网医院慢病管理政策支撑

慢病管理产业是互联网医疗行业中国家政策最密集的区域，截至 2020 年 9 月，已有 16 个省（自治区、直辖市）相继出台完善了"互联网＋"慢病管理行业政策支撑。其中，2018 年《关于印发互联网诊疗管理办法（试行）等 3 个文件的通知》明确了医疗机构可以在线开展部分常见病、慢性病复诊工作，可以开具在线处方并由第三方配送，随后互联网医院在慢病管理政策方面越发规范，逐渐由框架确定阶段过渡到细节设计阶段。

新冠肺炎疫情下，互联网医院慢病管理政策体系建设进一步加快，中央和各级政府均将常见病慢性病复诊作为重点鼓励发展方向，政策环境不断放宽。其中，国务院办公厅《关于进一步优化营商环境更好服务市场主体的实施意见》明确要求放宽互联网医疗业务，将其纳入监管范围；《关于推进新冠肺炎疫情防控期间开展"互联网＋"医保服务的指导意见》为互联网医院开展慢病诊疗开放报销途径；《关于积极推进"互联网＋"医疗服务医保支付工作的指导意见》正式将互联网＋慢病项目纳入医保报销范围；《关于进一步推动互联网医疗服务发展和规范管理的通知》对互联网医院线上慢病诊疗工作进行规范；《关于进一步加强远程医疗网络能力建设的通知》则进一步推动 5G、云计算、大数据应用到慢病管理领域。涵盖指导、监管、支付三大体系，互联网医院在慢病管理产业中的作用逐步显现。

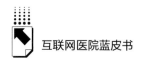

（四）互联网医院慢病管理的应用

利用互联网医院平台，互联网诊疗模式与慢病管理有效结合，是一种与时俱进的健康管理理念，是"互联网＋"医疗和大数据分析与慢性病临床医学、现代健康管理学理论的深度融合。互联网医院可在互联网诊疗慢病复诊工作基础上，利用信息化手段构建医疗、服务、管理"三位一体"的慢病管理体系，为慢病人群提供更高质量、更高效率、更安全、更体贴的医疗健康管理服务。

1. 互联网医院在慢病管理体系中的职能定位

由于实体医院型和独立设置型两类互联网医院在公益性质、经营模式、成本核算等方面都存在不同，同时所依托的实体医疗机构等级不同，各级互联网医院承担的慢病管理业务职能也有不同，主要区分标志为是否承担国家基本公卫项目的慢病管理任务。其中，实体医院型多采用独立建设方式，依靠自身慢病管理团队，搭建平台开展工作；独立设置型多采用合作共建方式，与政府签订购买服务协议，采用"以资源换市场"方式开展工作。

具体而言，实体为一级医疗机构的互联网医院，因规模有限，公卫任务重，大多在政府指导下以合作共建方式开展工作。而实体为三级医疗机构的互联网医院，因掌握核心优质医疗资源、医疗信息化程度较高，且不承担国家基本公卫任务，大多选择构建区域慢病专科医联体或远程医学协作网，必要时与第三方互联网医疗平台合作共建（见表3）。

表3 互联网医院慢病管理项目业务侧重

	独立设置型	实体医院型
一级医疗机构	1. 企业要提供全套慢病管理系统并与国家公卫平台对接； 2. 重点建立家庭医生团队，利用信息化手段提高履约率	较少见
二级医疗机构	各型医联体模式均可见，兼顾一级、三级机构业务职能； 定位为区域大健康产业服务，开展全流程健康管理意愿较高； 组建独立健康管理师团队，作为区域慢病管理的枢纽	多见于县域医共体项目，兼顾一级、三级机构业务职能； 1. 远程医学发起端，并面向慢病人群进行远程科普； 2. 专科线上复诊，全科线上咨询； 3. 落实分级诊疗，双向转诊

续表

	独立设置型	实体医院型
三级医疗机构	一般采用与公立医疗机构合作方式建立"互联网+"慢病管理平台,服务对象主要为前期在本实体医疗机构就医的慢病患者; 1. 突出线上复诊,引导慢病患者定点机构复查; 2. 建设大数据平台	多见于区域慢病医联体的龙头单位; 1. 提供专科专家指导、疑难复杂病例远程会诊; 2. 针对下级医疗机构医务人员开展线上业务培训; 3. 对接实体医院预约挂号、双向转诊业务,但较少开展线上药品配送业务

2. 互联网医院技术产品在慢病管理实践中的应用场景

互联网医院发展慢病管理的目的是让用户感受到便利快捷的全流程疾病诊疗和健康管理服务,让慢病管理从业者能提供更为优质高效的服务,让医院能进行更精细的医疗质量安全及人力资源等管理。因此实践中应实行全人群、全方位、全周期的慢病健康管理策略,覆盖院前预防、院中诊治和院后跟踪管理,构建规范化、智能化、标准化的互联网医院慢病管理应用场景闭环体系。一方面,需打造全流程互联网慢病管理平台,设置标准化信息接口规范和信息安全防护体系,提高慢病管理效果,节省医疗时间;另一方面,应坚持线上线下相结合,充分发挥区域影响力和覆盖力,将各级医疗机构、健康管理机构有效串联,形成网格化布局,切实提升慢病管理的效率和效益。

诊前:66.7%的用户认为在线服务时间地点灵活是互联网医院慢病管理平台最大的优势,互联网医院可与用户签订服务合约,建立慢病管理档案,开通健康知识推送和在线咨询,开展健康教育;同时对慢病患者提供身体指标监测、危急值预警、问卷调查、日常用药提醒、不良生活方式戒断等需求管理服务,防止病情恶化;另外,为方便慢病患者就医,重点提供在线预约、分时段预约、智能导诊等便捷服务。

诊中:充分发挥互联网医院慢病复诊就诊过程便捷快速的优势,实现医患线上线下结合、分级分层的诊疗模式,为慢病复诊提供精准的临床辅助诊疗决策支持应用服务支撑。实现智能精准诊断、慢病智能评估、标准化治

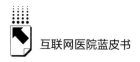

疗、合理安全用药、远程会诊、双向转诊、在线开方等应用需求服务。有效降低误诊率、评估难度，提高治疗精准率。

诊后：无后续健康管理服务支撑是传统线下慢病业务的主要痛点，应鼓励互联网医院开展慢病随访管理和远程指导、定期慢病智能评估、智能慢病风险监控，实现患者居家康复，由专科医生、全科医生、慢病管理师及互联网医院慢病管理平台根据评估结果智能推荐包含用药、运动、饮食随访等服务的个体化慢病管理方案并监督其执行。同时也可借助互联网在线支付的便捷优势，结合家医签约制度，鼓励有条件的互联网医院开展移动护理、在线监测、远程会诊等，一方面提升医疗服务效率，另一方面提升基层医疗机构和家庭医生的服务能力。

3. 互联网医院开展慢病管理的业务功能模块

互联网医院慢病综合管理是一个庞大的系统工程，应在总体规划和设计的指导下，按照医改要求，与"互联网＋医保＋医疗＋医药"以及以健康险为代表的商保支付深度融合，突出信息化保障特色和大数据平台优势，分步实施、稳步推进。研发全智能的慢病决策支持和健康管理软件，建立全互通的慢病综合管理信息平台，设计全闭环的慢病管理在线服务模式，打造全周期的慢病管理服务体系，为慢病人群提供从医疗服务、药品保障、健康管理到费用支付的一条龙服务闭环。主要包括以下十大功能模块。

（1）慢病档案

对满足复诊条件的慢病患者实施个人慢病档案分级分类动态化管理，设计规范化的诊疗路径和健康管理方案；利用大数据平台优势，实现与国家基卫系统、区域医联体 HIS 信息互通、结果互认；智能维护慢病知识数据库，将信息化融入医院的管理和服务流程。

（2）在线复诊

患者端能以图文、音视频等多种方式在互联网慢病管理平台上进行复诊、续方；医生端可线上开具电子处方，书写电子病历；平台端应对接远程会诊系统和电子签名系统。

（3）药事管理

专职药师在线审方，集成合理用药健康管理功能，在线处方可统计分析；处方信息有序流转，由患者自主选择在符合互联网诊疗资质的医院药房、药店取药或由物流配送，订单与物流全流程可追溯；药品字典即时更新，实现平台与医院、药诊店 HIS 药品信息、医保药品目录对照。

（4）咨询随访

支持在线检查检验结果查询、在线咨询答疑，制定个性化随访方案，并根据随访结果及时调整慢病服务方案。

（5）分级诊疗

平台与医疗机构 HIS 系统、居民电子健康档案、基卫系统、付费报销系统等的信息互通和互认，为患者提供在线预约挂号、检查、治疗、住院和双向转诊服务；开发慢病 CDSS 软件，内置慢性专病医学知识库，利用大数据、知识图谱、神经网络等 AI 技术，辅助慢病医师进行分诊、开单开方。

（6）居家监测

结合家医签约，依托家用监测仪器或医用可穿戴设备进行相应生理指标监测，采取被动采集或主动上报等方式将数据传至慢病管理平台，医患双方均可通过智能终端调阅监测数据，跟踪病情变化。

（7）慢病评估

组织在线慢病调查问卷，构建用户医学健康属性标签，利用大数据分析技术建立以临床数据为主导、健康管理数据为辅助的慢病危险因素分析模型，提供慢病决策分析和健康风险预测，辅助日常管控，评估管理效果。

（8）健康宣教

定期推送多种形式的科普宣教资料，也可采取建立线上健康讲堂、组建病友社区、线上健康商城等方式连接互联网医院其他业务板块。

（9）健康促进

根据慢病病种和用户数据，在线设计规范化的诊疗路径和健康管理方案，提供精准性慢病健管服务，包括膳食指导、运动指导、中医养生指导、护理指导、心理疏导、大病筛查等各类服务包。

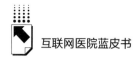

（10）费用支付

开通在线支付功能，支持绑定社保卡，对接医保监管平台，后台支持结算与对账。

（五）互联网医院慢病管理产业存在的不足

受技术条件、政策指导等影响，目前我国"互联网＋"慢病管理产业仍存在一些痛点及弊端：一是在实际过程中基层医疗机构职能缺失导致医疗资源利用效率低，"碎片化"管理情况严重；二是患者慢病依从性不足导致治疗效果不良；三是慢病管理人员专业水平参差不齐导致慢病人群体验感差；四是智能数字医疗系统（设备）功能缺陷导致难以全流程全周期监督患者治疗活动与生活方式。

（六）山东省泰安市微医泰山慢病互联网医院慢病管理平台实践

微医集团是国内最早建设互联网医院和打造数字慢病管理服务的移动互联网独角兽企业，也是国内规模最大、最早实现数字健康产业链全覆盖的医疗健康服务企业。2020年微医集团在山东泰安以微医云HIS、微医慢性病决策支持与健康管理系统（WCDSS）、流动医院、医保智能监管系统等为技术支撑，开创了"互联网＋医疗＋医保＋医药＋慢病管理"的新模式，提高了慢病健康管理的效率，提升了患者的满意度和健康水平，有效推动了当地数字健康产业的发展。

1. 互联网医院建立之前慢病管理工作概况

泰安市有常住人口600余万人，每年慢病患者都以10%的幅度增长，并呈现逐步低龄、需求多元、居住流动的新变化；2017～2019年，慢病患者医保基金支出占总额的15%以上，且每年仍以10%以上的速度增长，医保基金压力很大；受取消药品加成、医保总额控制等因素影响，定点医院对门诊慢性病服务缺乏积极性，市内三级医院负荷常年较高，慢病患者要花费大量精力物力到实体医疗机构排队复诊、开药，整体满意度低；此外，个别医师超量、超范围开处方、搭车开药现象仍然存在，监管存在盲点。

2. 微医泰山慢病互联网医院的创新措施

2020 年，微医集团成立全国首家慢病互联网医院——微医泰山慢病互联网医院，并在市政府统一规划下，联合泰安市二级以上医疗机构共同组建"泰安慢病医联体"，由互联网医院作为慢病管理的依托平台，推行 WCDSS，全面整合泰安市各级医疗机构慢病管理与服务资源。打造出慢性病管理服务"互联网＋医保＋医疗＋医药"三医联动泰安模式。主要做法如下。

（1）突出慢病全周期服务

慢病医联体采取网格化布局，为基层 30 个乡镇街道配置数字健康服务车、智能巡诊包及智能可穿戴设备，建立与公卫系统、医院 HIS 系统对接的区域慢性病档案数据库，信息数据对接全市 17 家二级以上医疗机构慢病服务中心共享，实现了线下慢病就诊、在线慢病复诊、健康管理、档案查询、处方审核、医保支付、送药到家服务—专区办理、一站式服务、一单制结算。

（2）突出医药全流程管理

将高血压、糖尿病等 30 余种门诊慢性病种纳入医保支付范围，互联网医院云药房开展慢病用药集采，压缩不合理空间，实现慢病医联体内上下级机构间药品、制剂的共享共用，应用智能设备科学流通配送，减轻患者用药负担。

（3）突出医保全流程再造

互联网医院开设"泰安市门诊慢病医保患者复诊专区"，精简经办服务流程，下放慢病待遇审核权限，线上线下实行同质化管理、同额度报销。2020 年 2 月 27 日，微医泰山慢病互联网医院开具出全山东省首单电子医保处方，泰安成为继武汉后全国第二家实现医保线上支付的城市。

（4）突出慢病管理全过程监管

微医研发医保综合智能监管平台，嵌入医院 HIS 系统，建立信用评价体系，通过大数据、云计算、人工智能等现代信息技术，实现了对医院、医生和参保人员的事前、事中、事后的实时监管、精准监管、综合监管。仅泰安市中心医院一家单月就触发提醒规则 1.2 万次，避免不合理支出医保基金

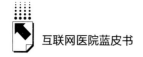

84.1 万元。

3. "互联网＋"慢病管理平台成效

通过慢病互联网医院牵头慢病医联体工作，实现了慢病诊疗服务一体化、健康管理一体化、智能监管一体化、三医联动一体化，慢病管理工作取得明显成效。一是慢病患者健康指数提升。以糖尿病、高血压"两病"患者为例，参与管理的糖尿病患者 HbA1c 达标率从 10.71% 上升到 32.52%，高血压患者收缩压达标率从 9.82% 上升到 46.15%。二是慢病患者满意度提升。全市慢病人群各项医保待遇 100% 兑现，患者取药时间由以前的平均 2～3 小时缩短为现在的 30 分钟，人均药费从 550 元下降至 480 元，降幅为 12.7%，随访显示，慢病患者满意度从 88% 提升至 95%。三是医保基金结余增加。上半年市职工医保统筹基金累计结余支撑时间已达 10.6 个月，远超国家规定标准。实现了慢性病医疗健康管理服务水平提升、慢性病人群健康指数提升、慢性病患者医疗费用负担下降的"两升、一降"目标，取得了参保群众、医疗机构、医药企业、地方政府"四方满意"的效果。

2020 年 6 月 18 日，山东省医疗保障局在泰安市召开全省"互联网＋医保＋医疗＋医药"慢性病管理创新服务现场会，在全省推广泰安的经验做法，随后中央电视台、新华社等主流新闻媒体进行了专题重点报道。

（七）互联网医院慢病管理工作展望

随着老龄化加剧和科技（如 AI、基因、5G、智能医用可穿戴设备技术）发展，"互联网＋"慢病管理服务将成为中国医疗市场中很有潜力的商业机会。当前，互联网慢病管理生态雏形已显现，行业内各服务板块逐渐成熟，可形成聚合效应，将形成以互联网医院慢病管理平台为核心，以"预防早筛、诊断评估、系统治疗、疾病管理、健康促进"为模块的互联网慢病管理生态。其中互联网医院将起到连接、资源整合与流量入口的功能，对流量资源的争夺将取决于互联网医院学科建设的能力、自身拥有医疗资源的质量以及医疗资源整合调度的能力。具备以上能力的互联网医院慢病平台将处于有利的竞争地位。

案 例 篇
Case Reports

B.7

2020年银川市互联网医院模式报告

中国医学科学院医学信息研究所　银川市卫生健康委员会*

摘　要： 本报告梳理了自2016年以来探索"互联网＋医疗健康"银川模式的配套政策，从指导、监管和支付三个维度，结合政策出台时间，观察其制度体系的形成路径。总结分析银川市因地制宜的互联网医院发展模式，其特色：政策先行先试；以平台互联网医院为主，吸引优质资源下沉；推进互联网医院医保服务和赋能基层，提升基层服务质量。对各地互联网医院的发展具有借鉴意义。

关键词： 互联网医院　互联网医疗　医保支付

　* 执笔人：叶媛，中国医学科学院医学信息研究所研究实习员，主要研究方向为医疗保障、基本公卫；袁方，银川市卫生健康委员会科长。

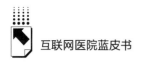
一　银川互联网医院发展背景

我国存在医疗资源不足、配置不均、过度医疗以及以药养医等现实情况，其中"看病难、看病贵"已经成为经济发展过程中突出的矛盾和阻碍。近年来，我国相继出台一系列政策文件，重点解决目前医疗健康环境中的冲突与矛盾。结合"互联网＋"战略，《国务院关于积极推进"互联网＋"行动的指导意见》① 对于医疗健康领域提出了发展的具体要求和发展目标。银川地处西北，属于经济欠发达地区，"看病难、看病贵"、医疗资源匮乏，医疗技术水平较差。"看病难"主要是在医疗资源供需整体上显现较大缺口，"看病贵"不仅因为短缺而形成垄断收费，还因为资源分布不均衡而增加非医疗的费用，中西部地区病人到北上广的大医院寻求诊疗的费用，有30%～50%耗费在吃住行等非医疗费用方面。进而，银川在2013年提出建设智慧城市，作为全国第二批智慧城市建设试点城市，银川市重点打造以商业模式、管理模式、技术架构、专业监管、立法保障、改革创新为支撑，以提高管理水平、便民利民惠民、发展智慧产业为目标的智慧城市"银川模式"，通过打造全国互联网医院基地和国家健康医疗大数据中心，以西北为出发点，辐射全国，进而推动医疗大健康产业发展。

针对互联网医院的发展，银川市积极制定相关政策措施，采取先行先试的原则，鼓励互联网医院与线下实体医院共同发展，打造医联体、医共体，形成互联网医院产业集群，最终实现打通异地医保、推动优质医疗资源下沉、提升家庭医生签约率、促进分级诊疗、以合理用药及健康管理为导向的控药及控病体系、建立健康医疗大数据，从而推动银川市互联网医院的产业发展。

---

① 《国务院关于积极推进"互联网＋"行动的指导意见》，中国政府网，2015年7月4日，http：//www.gov.cn/zhengce/content/2015 - 07/04/content_ 10002. htm。

二　银川互联网医院的发展历程与政策变更

（一）发展历程

银川从 2016 年开始探索互联网医疗，同年积极制定了《银川市人民政府办公厅关于印发〈银川市互联网医院管理办法（试行）〉的通知》①，银川首家互联网医院正式成立，审批了 2 家平台型互联网医院（好大夫、微医），在全国率先开始了"互联网 + 医疗健康"工作的探索。2017 年 3 月，银川成立全国首个互联网医院产业基地，随之一批国内知名互联网医院接连签约入驻。同时跟进医保政策，银川市政府及相关部门出台一系列的政策措施，包括《银川市互联网医院医疗保险个人账户及门诊统筹管理办法（试行）》《银川市互联网医疗保险基金安全管控办法（试行）》等，将互联网医院列入医保定点医院，将参保人员在互联网医院的问诊、咨询、普通门诊就诊等费用纳入医保支付范围。

2018 年 12 月 24 日，银川市发布了全国首家互联网医院监管平台，2019 年银川互联网医院监管平台入选《数字中国》典型案例。就医保环节而言，银川 2018 年底公布的数据显示，办理《门诊大病处方本》② 的参保人员共计 12 万人，其中高血压病人、糖尿病病人占总数的 34.1%（约 4.1 万人）。2019 年 10 月，银川开始探索建立门诊大病的线上医疗费用支付制度，从占比较高的高血压和糖尿病两个病种开始试行。2019 年底，银川全市常住人口为 229 万人，据此计算，银川市平均每人在互联网医院问诊一次，单看数量并不高，对于医疗本身的就诊量而言处于低频状态，加之对

---

① 《银川市人民政府办公厅关于印发〈银川市互联网医院管理办法（试行）〉的通知》，银川市人民政府网站，2017 年 4 月 21 日，http：//www. yinchuan. gov. cn/xxgk/bmxxgkml/szfbgt/xxgkml_ 1841/zfwj/yzbf/201707/t20170701_ 266280. html。

② 《银川市社会保险事业管理局关于银川市基本医疗保险门诊大病待遇资格年度审核工作的通知》，银川市人民政府网站，2018 年 10 月 11 日，http：//www. yinchuan. gov. cn/xxgk/bmxxgkml/srsj_ 2124/xxgkml_ 2127/sbyb/201811/t20181113_ 1163395. html。

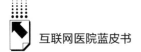
于互联网医院就诊群体而言，很难达到线下医院就诊的数量，并且就诊习惯难以改变，能达现在的互联网医院就诊量和普及程度实属不易。

2020年初，新冠肺炎疫情突袭而至，慢病患者线上服务的意愿不断增强。银川市采取以下措施：一是组建了互联网医院的联盟；二是积极成立新型冠状病毒肺炎的远程会诊中心；三是搭建区域智慧医疗灭菌监测平台。银川面向全国开展线上问诊咨询，除了微医义诊平台，居民可通过好大夫在线、丁香医生等25家互联网医院在网上咨询。微医等多个互联网医疗平台从线上问诊、物资支持、疫情科普等多个角度服务宁夏、驰援全国。

综上所述，就医疗、医保服务量而言，银川患者通过互联网医院就诊已经具有良好的实践基础，医保支付同时又在为患者线上服务转移加速。进而，银川形成了以平台型为主的互联网医院群的演变。

（二）银川互联网医院政策概况

近年来，银川市不断推进"互联网＋医疗健康"示范区的建设，政策支撑不断创新，逐步制定了《银川市互联网医院管理办法（试行）》《银川市人民政府办公厅关于印发〈银川市互联网医院管理办法实施细则（试行）〉的通知》[1]等18个配套政策。尤其是2020年8月19日，银川市卫生健康委出台了《关于印发〈银川市互联网诊疗服务规范（试行）〉的通知》[2]，率先在全国范围内对于互联网医院以及医师的行为规范提出明确要求，并且对互联网诊疗的病历和用药的规范、医疗和数据的安全等各方面做出了较为细致的规定，加强对整个互联网医院系统全流程的管理，提升了医疗质量和安全性。2016年，银川市开始探索"互联网＋医疗健康"的银川模式，相继出台了18个配套政策，构建起"互联网＋医疗健康"制度的"四梁八柱"（见表1）。

---

① 《银川市人民政府办公厅关于印发〈银川市互联网医院管理办法实施细则（试行）〉的通知》，银川市人民政府网站，2017年3月10日，http://www.yinchuan.gov.cn/xxgk/bmxxgkml/szfbgt/xxgkml_1841/zfwj/yzbf/201703/t20170327_234660.html。

② 《关于印发〈银川市互联网诊疗服务规范（试行）〉的通知》，银川市人民政府网站，2020年8月24日，http://www.yinchuan.gov.cn/xxgk/bmxxgkml/swjw/xxgkml_2361/ylws/202011/t20201109_2309406.html。

配套政策可以从指导、监管和支付三个维度展开分析，结合政策发布时间构成了银川制度体系的形成路径。

表1　2016～2020年银川市出台的涉及互联网医院的相关政策

发布时间	指导	监管	支付
2016	《银川互联网医院管理工作制度(试行)》 《银川互联网医院管理办法(试行)》	《银川互联网医疗机构监督管理制度(试行)》	—
2017	《银川互联网医院管理办法实施细则(试行)》 《互联网医院职业医师准入及评级制度》 《关于互联网医院与协议医疗机构、零售药店之间进行电子处方互认工作的通知》	《银川互联网医院投诉管理办法(试行)》 《银川市互联网医院数据安全保密管理制度》 《银川市互联网医院医疗风险防范管理办法(试行)》	《银川市互联网医院医疗保险个人账户及门诊统筹管理办法(试行)》 《银川市互联网医疗保险基金安全管控办法(试行)》 《关于印发银川市互联网医院医疗保险协议管理及经办工作规程的通知》 《关于印发银川市互联网医院医疗保险服务协议的通知》
2018	—	—	《关于印发银川市公立医疗机构第一批远程医疗服务项目收费价格的通知》
2019	—	—	《银川市医疗保险门诊大病互联网医院管理服务办法(试行)》
2020	—	《银川市互联网诊疗服务规范(试行)》	《关于调整互联网医院基本医疗保险相关政策的通知》 《关于印发银川市互联网医院医疗保险服务协议通知》

资料来源：银川市人民政府、银川市卫生健康委等政府网站。

1. 指导类政策最早建立，是政策体系的基石

指导类政策主要是明确准入标准、工作制度、工作内容以及监管方式和主体等，对互联网医院的申办、院内工作流程进行指导规范，并为此后的监管工作提供依据。指导类政策主要在2016～2017年集中发布，为早期出台的政策。

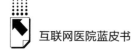

例如，《银川互联网医院管理工作制度（试行）》① 和《银川互联网医院管理办法（试行）》② 规定了互联网医院的监管主体、医疗机构的医疗服务范畴和所承担的责任；《银川市互联网医院管理办法实施细则（试行）》详细规定了互联网医院的模式，以及医院的申办、审批事项等。

《银川互联网医院管理工作制度（试行）》明确了互联网医院的院内工作内容和流程，包含病案管理和信息安全管理等五大方面，具体到在线分诊、在线预约、在线随访、处方点评、抗菌药管理、药品购买和配送等环节的工作内容与管理流程。以线下医院的管理方式进行工作规范，并结合互联网医院的特殊属性制定相应的制度规范。

医生作为医疗服务的重要组成部分，虽然上述的政策都涉及医生的工作内容，但是由于医生所处的重要地位，银川市政府办公厅发布了《银川市人民政府办公厅关于印发〈互联网医院执业医师准入及评级制度〉的通知》③，对于医生准入、工作规范进行了更为详细的规定。其中，提出医生应具有 5 年以上的线下临床工作经验，要求医生需取得中级职称，以此保障医疗质量与安全；并且通过问诊量和问诊质量等指标制定相应的评价和退出机制。

综上所述，指导类的政策主要提出"怎么做"的问题，为政策体系的形成提供了稳定的基础。

2. 监管类政策明确政策红线，是医疗质量的有力保障

监管类的政策主要涉及互联网医院数据安全管理、投诉管理、医疗风险防范等方面，是指导类政策的强有力支柱，重点划分边界与规范，明确什么"不能做"。2016 年和 2017 年连续出台监管类的政策，并和指导类政策同步

---

① 《关于印发银川互联网医院管理工作制度的通知》，银川市卫生健康委员会网站，2016 年 8 月 17 日，http://wjw.yinchuan.gov.cn/tzggyyzyg/yzyg/201612/t20161207_207142.htm。

② 《银川市人民政府关于印发互联网医院管理办法的通知》，银川市人民政府网站，2016 年 12 月 12 日，http://www.yinchuan.gov.cn/xxgk/bmxxgkml/szfbgt/xxgkml_1841/zfwj/yzf/201612/t20161228_211280.html。

③ 《银川市人民政府办公厅关于印发〈互联网医院执业医师准入及评级制度〉的通知》，银川市人民政府网站，2017 年 3 月 10 日，http://www.yinchuan.gov.cn/xxgk/bmxxgkml/szfbgt/xxgkml_1841/zfwj/yzbf/201703/t20170327_234572.html。

出台。《银川市人民政府办公厅关于印发〈银川互联网医院投诉管理办法（试行）〉的通知》① 和《银川市互联网医院医疗风险防范管理办法（试行）》② 等都属于此类。

2018 年银川市积极开展行业自律自治，凝聚行业共识，引入专家学者多方参与机制，建立正向的行业氛围，确保医疗质量安全，成立了全国首家银川市"互联网医疗行业协会"，同时成立了"互联网医院医药伦理委员会"和"互联网＋医疗健康医患纠纷调解中心"，制定了《银川互联网＋医疗健康协会给全国同行们的倡议书》《银川互联网＋医疗健康协会患者隐私保护公约》《关于互联网医院提供规范化药事管理及服务的自律公约》《互联网医院便民门诊的执行规范》《关于规范开展互联网＋预约转诊服务公约》《互联网＋医疗健康科普管理规范》6 项行业自律规范，并总结实用的业务规范，探索互联网医疗行业标准和质量指南，制定了 32 项互联网诊疗实施标准和流程规范。

在近几年的实践探索中，互联网医疗的环境在不断变化，互联网医院服务体系在不断完善，服务过程中出现新类型的投诉和举报。为进一步规范行业行为，2020 年出台《银川市互联网诊疗服务规范（试行）》③，这项互联网诊疗服务规范是全国出台的首个相关规定。

近几年，随着人工智能技术的应用越来越广泛，此次文件有利于采用人脸识别的方式保障医生本人接诊患者，同时不允许采取人工智能等技术取代医师的问诊模式，对于病历的书写和处方开具等方面做出明确的规定。针对部分互联网医院出现的医院处方与药品销售挂钩的现象，政策要求互联网医

---

① 《银川市人民政府办公厅关于印发〈银川互联网医院投诉管理办法（试行）〉的通知》，银川市人民政府网站，2017 年 4 月 21 日，http：//www. yinchuan. gov. cn/xxgk/bmxxgkml/szfbgt/xxgkml_ 1841/zfwj/yzbf/201705/t20170503_ 242458. html。

② 《银川市互联网医院医疗风险防范管理办法（试行）》，银川市人民政府网站，2017 年 4 月 25 日，http：//www. yinchuan. gov. cn/xxgk/bmxxgkml/ycsdsjj/xxgkml_ 22120/bmwj_ 22124/201712/t20171221_ 644566. html。

③ 《〈银川市互联网诊疗服务规范（试行）〉9 月 1 日起施行》，银川市人民政府网站，2020 年 8 月 21 日，http：//www. yinchuan. gov. cn/xwzx/toutiao/202008/t20200821_ 2205443. html。

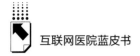

院不能以药品利益相关方式诱导医生开具处方，也不得采取积分及活动的方式对医生行贿。

监管类政策明确了互联网医疗的底线和红线，为进一步保障医疗安全和保证医疗服务质量，促进互联网医院的健康发展提供有力支撑。

3. 支付类政策从小范围试行到扩面，病种更为集中

支付类政策主要涉及医保支付方面，而完善的医保支付需要建立在顺畅的医疗服务流程的基础之上。因此支付类政策出台稍晚于指导类与监管类政策。

银川互联网医疗支付最早出台于 2017 年，仅在市辖三区的参保职工和参保居民中试行，并对统筹基金的年度支付额度做一定限制，但并未对报销病种进行规定。2019 年，银川在前期对医保支付试行的基础上，开始探索建立门诊大病线上医疗费用支付制度，同时出台了《银川市人民政府办公厅关于印发〈银川市医疗保险门诊大病互联网医院管理服务办法（试行）〉的通知》①，在高血压和糖尿病两个病种中试行。2020 年，在之前试行的实践基础上，《银川市医疗保障局　银川市卫生健康委员会　银川市财政局关于调整互联网医院基本医疗保险相关政策的通知》发布②，将报销病种扩大到 8 个，且实施范围为全市的参保职工和参保居民，统筹基金的年度支付额度较 2017 年也有所提高。同时，被纳入基本医疗保险服务协议管理的互联网医院，其普通门诊服务费用均可通过基本医疗保险个人账户进行支付。

国家医保局在《关于完善"互联网＋"医疗服务价格和医保支付政策的指导意见》中提出，对于符合相关条件的"互联网＋"医疗服务，实施线上线下公平一致的原则并配套医保支付的政策。基于采取"互联网＋"的模式需保障线上线下的相互协调，此次银川的互联网医院医保政策也在多处有体现，例如，线上门诊大病基金所需资金从职工医保和居民医保基金中

---

① 《银川市人民政府办公室关于印发〈银川市医疗保险门诊大病互联网医院管理服务办法（试行）〉的通知》，银川市人民政府网，2019 年 9 月 6 日，http：//www. yinchuan. gov. cn/xxgk/bmxxgkml/szfbgt/xxgkml_ 1841/zfwj/yzbgf/201909/t20190916_ 1739665. html。

② 《银川市医疗保障局　银川市卫生健康委员会　银川市财政局关于调整互联网医院基本医疗保险相关政策的通知》，银川市人民政府网，2020 年 7 月 24 日，http：//www. yinchuan. gov. cn/xxgk/bmxxgkml/ycsylbzj/xxgkml_ 38315/bmwj_ 38322/202007/t20200724_ 2171751. html。

列支。线上实行门诊大病的最高支付限额管理，通过捆绑使用的方式与线下医疗机构配合，采取宁夏回族自治区统一发布的门诊大病的年度最高限额来实施。互联网医院医保定点、协议签订、医保信息系统连接、费用结算流程、年度考核、医保监督管理等按自治区、市实体医疗机构医疗保险管理规定执行。

从支付类政策的整体发展来看，2020年出台的政策结合了此前两次试点的经验，扩大了报销范围，在增加慢病报销病种的基础上，又充分考虑到普通门诊患者的实际报销需求。基于医保基金的重要地位，相比其他两类政策，医保支付类政策从试点到基本形成的时间跨度最长。2020年8月，经总结评估，将互联网医院医保的门诊统筹人群由试点期间的三区扩展至全市；将互联网医院门诊大病病种由试点期间"两病"增加至糖尿病、高血压及其并发症、慢性阻塞性肺疾病、冠心病、强直性脊柱炎等8项病种；将门诊统筹报销比例提高10个百分点，支付限额提高3倍。受到广大参保群众的一致好评。

综上所述，银川的互联网医院政策已经形成较为完整的体系，从指导类、监管类和支付类政策的变化过程可以看出，互联网医院的发展定位更加明晰，并且进入新一轮的规范发展阶段。

三 银川互联网医院发展现状

数据显示，银川市已引入百度健康、好大夫、上海安翰等"互联网＋医疗健康"、大健康企业108家，取得"医疗机构职业许可证"的互联网医院已达69家，被纳入医保定点的为9家，仍在积极引导更多的落地互联网医院稳步被纳入医保定点范围。

截至2020年12月底，银川互联网医院共诊疗2574.1万人次、总费用为7.22亿元、药品费用为7485.03万元；开展"互联网＋"医保支付结算的机构为3个，结算11154人次，总费用为2419961.53元；备案注册的医生总数已达6.4万余名，打造了全国首个互联网医院监管平台，产业集聚效应初显。

银川开展医保支付服务，借鉴其运营经验，更加高效地为当地患者提供便利，也意味着当地患者医保支付习惯有所转变，有利于互联网医院诊疗方式有效发展，逐步从慢病患者扩大到更多的用户。凡是银川市基本医疗保险参保人员（不包括办理了异地居住备案的人员），除了按宁夏回族自治区医保政策相关规定选择线下实体医疗机构签约外，均可签约1家已经开通门诊统筹服务的互联网医院，享受门诊统筹线上报销的待遇。银川市在互联网医院线上签约的门诊大病患者累计达2万余人次，线上问诊2万余人，送药上门约15000余人次，线上支付总额300余万元。

四 银川互联网医院模式的特色

银川作为互联网医院的率先开展城市之一，不论是在互联网医院的发展方面，还是在互联网诊疗方面都进行了比较大胆的试点和推广，既推动了银川市的互联网医院产业的发展，又保障了群众就医方面的需求，推动了医患关系的良好发展。银川的互联网医院模式主要有以下几个特色。

（一）政策先行先试，建立较为完善的政策体系

2016年，银川首先推出《银川互联网医院管理工作制度（试行）》[①]《银川互联网医院管理办法（试行）》[②] 等政策性文件，对于互联网医院的发展起到了关键的推动作用。也是首个将常规的互联网医院设置与执业的两道许可更改为一道备案制的省会城市，同时逐步扩大了互联网医院的医疗服务范畴，并简化医生跨省多点执业的网上申报与办理的流程。

2017年3月10日，在第二批互联网企业签约的当日，银川市同时出台

---

① 《关于印发银川互联网医院管理工作制度的通知》，银川市卫生健康委员会网站，2016年8月17日，http：//wjw. yinchuan. gov. cn/tzggyyzyg/yzyg/201612/t20161207_ 207142. htm。

② 《银川市人民政府关于印发互联网医院管理办法的通知》，银川市人民政府网站，2016年12月12日，http：//www. yinchuan. gov. cn/xxgk/bmxxgkml/szfbgt/xxgkml_ 1841/zfwj/yzf/201612/t20161228_ 211280. html。

了三项新政策，包括《互联网医院职业医师准入及评级制度》《银川互联网医院管理办法实施细则（试行）》《银川市互联网医院医疗保险个人账户及门诊统筹管理办法（试行）》①，对医师职称和医保对接的问题进行了进一步完善。其中，《银川市互联网医院医疗保险个人账户及门诊统筹管理办法（试行）》明确，参保人员不仅可以用医保个人账户直接支付网上看病的费用，同时，凡在基本医疗保险"三项目录"范围内的网上诊费都能进行医保报销。目前，该项试点范围还仅限于好大夫在线银川智慧互联网医院，不排除未来覆盖所有互联网医院的可能。2019年9月6日出台的《银川市人民政府办公室关于印发〈银川市医疗保险门诊大病互联网医院管理服务办法（试行）〉的通知》②，在高血压和糖尿病两个占比最大的病种中试行，探索建立互联网医院门诊大病线上医疗费用支付制度。

银川市采取制度先行先试原则，与互联网医院共同谋求产业发展模式，通过出台一系列政策，如确保电子处方的合法地位、将互联网医院纳入医保定点范围和线上诊疗费用归入医保等，在政策方面给予互联网医院与实体医院同等的待遇，促进产业的健康发展。"门诊大病"的报销比例向基层倾斜，在促进分级诊疗的同时，也对互联网医院通过提供基层医疗服务进行控费给予政策鼓励。值得一提的是，银川市率先在全国范围内提出建立互联网医院从业医师评级体系，以实用性指标替代传统评级标准，待条件成熟时，再与医生职称评定体系挂钩，创造平等的线上及线下从业医师的职称评定环境，也为自由执业的落地创造条件。作为产业链的延伸，也是出于打通运营模式的考虑，提出尽快完善互联网药品交易资格的申报及办理等制度，帮助互联网医疗企业顺利完成药品交易服务资格的申报、办理、注册等相关手续。

---

① 《我市出台三项新政策，扶植互联网医院发展》，银川市人民政府网站，2017年3月20日，http：//www. yinchuan. gov. cn/xwzx/mrdt/201703/t20170320_ 232369. html。

② 《银川市人民政府办公室关于印发〈银川市医疗保险门诊大病互联网医院管理服务办法（试行）〉的通知》，银川市人民政府网站，2019年9月6日，http：//www. yinchuan. gov. cn/xxgk/bmxxgkml/szfbgt/xxgkml_ 1841/zfwj/yzbgf/201909/t20190916_ 1739665. html。

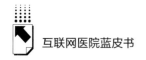

可以说，银川市的制度创新与先行先试，为"互联网＋"产业集群的发展奠定了至关重要的基础，实现了政策先行，推进和保障互联网医院稳步发展。

（二）立足区域特点，以平台型互联网医院为主吸引优质医疗资源补充本地，走差异化发展路线

银川以平台型为基础，按照"引高端、搭平台、建氛围、做示范"的运营模式，借助中关村的品牌资源，积极引入国内主流的"互联网＋医疗健康"企业，逐步建设具有银川市特色的健康医疗大数据中心和产业园，形成"互联网＋医疗健康"总部经济。

打造一个互联网医院产业集群。早在2017年3月，银川市政府逐步签约了"春雨医生""丁香园""北大医信"等15家全国知名的互联网医疗企业，举办了集中签约仪式，同时这15家企业正式获得互联网医院的资质，进驻了银川智慧互联网基地，与前期入驻的"好大夫"与"微医"形成一个国内唯一的互联网医院产业集群，进而成为我国互联网医院的示范典型。

针对互联网医院的发展需求，通过远程医疗的方式，促进各地的优质资源下沉。以患者的需求为导向，银川市通过与第三方互联网平台合作开展远程医疗服务，建立了国内首家全国范围的专家远程门诊，不断引进全国知名专家1.6万名，让患者在当地就可以享受国内知名专家的诊疗服务。银川市的远程会诊除专门的远程会诊中心，还可以在基层医疗机构实现。在会诊时，诊室的医生在对患者查体的过程中，及时与视频中的专家一起交流，协助患者了解医学术语的含义，提高就诊的质量与效率。通过这种方式，不仅实现了患者初诊时可在实体医院享受远程医疗服务，而且使得诊疗效果更佳明显，保障了诊疗的连续性。

（三）银川互联网医院医保从个人账户—门诊大病统筹逐步推开，不断签订医院管理协议

银川市的互联网医院逐步实现了个人账户、普通门诊统筹以及门诊大病

统筹一系列医保服务，实现了在线复诊延方、在线支付、送药到家全流程服务，解决了参保群众在实体医疗机构挂号、就诊、取药时的反复排队问题，方便了群众又节约了时间，在一定程度上释放了实体医疗机构的医疗资源，同时在疫情防控时期，"互联网＋医保"的便捷、优质，以及高效与安全的医保服务取得了很大的成效。

一是个人账户。职工医保参保人员在互联网医院线上挂号、诊疗，发生的费用可用本人的医保个人账户资金支付。二是门诊统筹。采用网上门诊统筹的居民医保的参保人员最高支付限额为 100 元，门诊医疗费用报销可达 50%，需保证在基本医疗保险"三项目录"范围内，当次最高支付额为 20 元；职工医疗保险的网上门诊最高限额为 300 元，当次最高支付额为 30 元。三是门诊大病。采取年度起付线与线下实体医疗机构合并计算、病种限额与线下实体医疗机构捆绑使用的方式。[①] 截至目前，银川南风医生、平安以及银川智慧互联网医院已经签订协议并且开通医疗保险结算业务，其中，银川南风医生互联网医院具有门诊大病结算资质。

（四）赋能基层医疗机构构建诊疗体系，提升基层医疗机构服务质量

一是构建远程门诊体系。探索建立覆盖三个层级的"互联网＋远程门诊"的精准服务体系。成立"全国专家远程门诊"，吸纳全国范围内的知名专家出诊，疑难病不用再去一线城市，此为第一层级。第二、三层级，通过"银川市专家远程门诊"和"银川在线互联网门诊"的方式，群众可在区县级医院以及社区卫生服务机构享受远程门诊服务，选择银川市属医院的副高级职称及以上专家进行就诊，逐步实现便利就医。这种方式，既突破了传统群众为了就医而奔波的就医模式，又推动了优质资源的下沉。截至目前，全国专家远程门诊共计接诊 2.58 万例，其中本地邀请北上广等地专家接诊

---

① 王雅蕾、张韦、王维成：《银川市开展"互联网＋医疗健康"的实践探索》，《中华医院管理杂志》2019 年第 8 期。

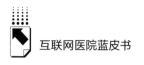

5000 余例，银川在线互联网门诊接诊 2000 余例。

二是构建远程诊断体系。聚焦城乡、区域医疗资源差异大的实际问题，按照"人员云化、平台虚拟化和机制市场化"的原则，引进第三方平台建设宁夏电生理诊断中心和银川市影像、超声、胎心监测、呼吸睡眠监测、病理等远程诊断中心。银川市远程影像诊断中心已连接医疗机构 228 家，完成 87 万例影像诊断。银川麦克奥迪远程病理诊断中心已连接医疗机构 63 家，完成病理诊断共计 18 万例。

三是构建健康管理体系。着力推动互联网与健康管理相融互促，通过"一个平台、一套设备、一个团队、一套机制"措施，将家庭医生与慢病管理、康复医养、地产养老结合起来，探索健康管理师提供健康体检、入户随访服务，家庭医师给予用药指导，专科医师开展远程会诊的"互联网 + 三师共管"个性化治疗模式。利用可穿戴设备和人工智能等新技术，逐步实现高血压 O2O 模式（线上线下相结合的模式）、糖尿病 MDM 管理模式（全程系统化糖尿病管理模式）和慢阻肺的社区"网格化"管理。截至目前，共管理高血压患者 30074 人、糖尿病患者 11102 人、慢阻肺患者 1735 人。

五　银川互联网医院存在的问题与展望

（一）银川互联网医院存在的问题

一是互联网医院的服务内容和内涵有待扩大。就服务供给方而言，在已成立的 69 家互联网医院中，有 40 余家互联网医院已开通互联网在线复诊服务，尚有 20 余家想要开展复诊服务，但由于医师资源不足、系统尚在开发、业务方向差异等尚未开展。而在可开展互联网复诊服务的互联网医院中，大部分互联网医院只是开展了互联网医疗咨询服务，并未实际开展诊疗开方服务，参保患者可选择的互联网医院数量有限。此外，由于各互联网医院成立的动机和业务范围不同，如很多企业仅希望通过互联网医疗引流，发展线下特需检查项目而不提供诊疗服务，还有部分互联网医院仅计划开展远程诊断、问诊咨询服务，与目前医保可覆盖的项目范围不一致，积极申报医保定点的互联网医院数量较少，目前仅有9家机构与医保部门签订了互联网医保定点协议，具有医保结算资质的机构仅有3家。另外由于政策限制只能对常见病及慢性病进行复诊，互联网医院不能有效衔接患者诊前、诊中和诊后的全过程医疗服务，因此互联网医院为患者提供医疗服务的连续性有待加强。

二是互联网医院的标准规范不足，区域处方流转平台作用有待强化。目前，医保电子凭证未在互联网医院实现实名认证、移动支付功能，所有互联网医院若要实现医保结算需依托电子社保卡，而电子社保卡的管理权限在人社部门，打通电子社保卡支付渠道需经过市、省人社部门审批，还需国家人社部信息中心检测，流程烦琐，时间较长，需要历时几个月的时间，影响医保在线支付的快速落地。

根据《银川市互联网诊疗服务规范》，互联网医院处方不强制接入银川市处方审核流转中心审核流转，可由互联网医院自行审核并流转，目前通过处方流转平台进行流转的处方量很少，并且由于药品编码不一致、配备药品不齐全、自助购药机仅可提供非处方药等相关政策，能够通过平台流转的处方量有限，绝大部分处方只能转为线下完成取药环节。目前定点药店尚未具备统筹拨付资质，具有医保结算资质的3家互联网医院的处方流转均由其依托的互联网平台企业完成。银川市处方流转平台与其对接的共享药店、医疗机构存在编码不一致的问题，各机构数据标准化尚未全面完成，影响了处方流出成功率。

（二）银川互联网医院的展望

一是监管体制越发完善，互联网医院接入监管平台，促进全流程监管。严格遵循协议管理规定，增强对于执行情况的监督检查工作，充分保障医保协议管理的重要性。建立常态化的机制，保障事前、事中和事后的监督管理体系，实施全流程监控，将其结果作为年终绩效考核和医保定额确定的依据。同时通过及时向公众通报的方式，逐步完善互联网医院体系的发展。

加强对具有互联网服务功能的第三方平台、机构技术支撑服务的监管，保障互联网医疗服务规范的有序开展和医保基金支付的安全高效。加强国家和省两级处方流转平台的建设，提高监管能力。对于互联网医院尤其是平台型互联网医院开具的处方管理，严格执行已出台的各项政策规定，对患者和医师实名认证、患者复诊资质、医师诊疗服务规范和处方审核、医保结算、药品配送等环节进行线上线下相结合的全流程监管，对创新药以及国家管制药品等直接在国家层面进行监管，对慢病等常规用药在省级层面进行监督管理。建立对互联网诊疗服务质量的评价机制，落实奖惩制度，逐步形成诊疗服务规范、有序开展的良好发展态势。

二是推动线上线下一体化。对于医疗健康的生态资源进行优化整合，形成一体化的"药+医+险+养"的闭环多层联动的区域化医疗健康服务中心。不断加强网络安全的建设，提高预案分析的准确性，进而使得网络上的安全突发事件应急处理能力有较大程度的提升。支持实体医疗机构采取互联网的方式开展医疗服务。

对于三甲医疗机构的优质资源进行充分的释放，提高互联网和数字化手段开展线上诊疗服务的使用率，逐步提升互联网诊疗的信息化技术水平，满足群众的就诊需求。尽快推进医保信息平台建设在全国范围内的统一化，促进互联网医院平台、定点药店等机构的医保业务编码贯标工作，确保处方流转可匹配、可追溯，进一步发挥处方流转平台的作用，提高处方流转成功率，扩大以门诊慢特病等复诊续方需求为重点的"互联网+"医疗服务覆盖范围。与人社部门做好打通电子社保卡的衔接工作，优化系统对接程序，缩短审批时间，加快推进医保电子凭证作为"互联网+"医保服务的身份认证介质。

三是扩大互联网医院医保报销范围。在广泛征求医保经办机构、线上线下医疗机构意见的基础上，扩大门诊大病报销范围，实现门诊统筹线上报销，积极引导更多的落地互联网医院稳步被纳入医保定点范围。需要进一步组织专家论证，逐步将条件成熟的门诊大病及常见病、慢性病纳入互联网医院复诊以及参保人群的健康管理范围。将实体医疗机构门诊远程诊疗服务费纳入医保报销范围，建议国家出台统一的实体医疗机构互联网诊疗服务收费标准。针对当前门诊慢特病"互联网+"医疗服务医保支付内容单一、范围较小的现状，建议在进一步加大门诊共济保障力度的基础上提升"互联网+"医保支付标准，具体由国家定原则、地方定细则。在此基础上，精细测算"互联网+"慢病管理成本效益，以"互联网+"慢病管理为突破口，探索联合医保基金、基本公卫项目经费、家庭医生签约服务费打包支付政策，促进基层医疗卫生机构加强慢性病患者健康管理，增强慢病管理规范性和患者依从性，减少慢病重症带来的额外医保基金支出。

四是建立适合不同互联网医院的运营模式。目前互联网医院的运营模式有以下三种：第一种实体医院医疗资源线上服务模式是以实体医院医生资源为主，形成以实体医院为主导的互联网医院，实现优质线下资源向线上转移；第二种医联体共同线上融合服务模式是实体医院与第三方网络平台，如好大夫在线，进行合作，集合各个地区的医生资源，对于跨区域的医疗资源进行共享，如今的银川智慧互联网医院就是这种模式；第三种集聚医生资源的平台服务模式是以互联网企业为主体，通过多点执业注册线上整合全国各地医生资源，进行线上问诊、开具处方等，比如平安好医生。然而每种模式依据平台主体与资源情况的不同，可形成自身独特的优势与适宜的应用场景，可以根据不同的互联网医院形成不同的运营模式。

B.8
福州市区域互联网医院服务平台模式报告

中国医学科学院医学信息研究所　福州市卫生健康委员会*

摘　要：　福州市区域互联网医院服务平台基于福州市健康医疗大数据，以"榕医通"平台为入口，实现了多家医院统一支付。平台计划接入区域内57家市县属医院以及有需求的省属医院、174家乡镇卫生院和社区卫生服务中心，通过"统一平台、统一门户、统一服务"的方式，为用户提供在线诊疗、处方流转、健康管理服务、互联网医院后台管理、互联网医院监管等五大服务。截至2020年底，福州市区域互联网医院服务平台注册用户量超4万人，问诊量超2万人次，有效改善了区域内医院"三长一短"的就诊问题，减轻了患者负担，促进了良好医患关系的形成。

关键词：　数字经济　区域互联网医院服务平台　统一支付

一　发展定位和发展背景

近年来，福建省在数字产业化和产业数字化两方面"双轮驱动"，推动数字经济快速发展。2019 年福建省数字经济发展指数达 72.09，数字经济规

---

* 执笔人：陆春吉，中国医学科学院医学信息研究所助理研究员，主要研究方向为卫生信息化；林任飞，福州市卫生健康委员会科技信息化处处长；温小玲，福州市卫生健康委员会科技信息化处科长。

模突破 1.7 万亿元，增速近 20%，占全省 GDP 比重超 40%，数字经济已经成为福建省经济高质量高速度发展的新引擎。福州市作为福建省省会城市，抢抓数字经济的发展机遇，着力以"数字福州"为聚焦点打造经济高质量高速度发展新引擎，数字经济发展指数达 87.68，数字发展基础、数字技术创新、数字社会应用、数字治理水平和数字产业发展 5 个一级指标位列全省第一梯队。① 例如，福州市继续加快东南健康医疗大数据中心、贝瑞和康基因大数据中心等的建设，推动三大运营商数据中心、海丝卫星数据服务中心的建设，发挥"数字福建"两朵"云"辐射带动作用，推进数据中心资源规模化集聚；启动全国首个自主开放城市大脑建设以及经济运行分析平台、城市大数据平台、智慧社区等一批城市大脑相关项目建设；围绕大数据产业，推进东南大数据产业园加快发展，在全国率先授权健康医疗数据运营，肝病和肝癌大数据平台等一批健康医疗大数据创新应用不断涌现。当下，福州市正在力争打造成为全国数字应用第一城和数字中国建设示范城市。

二 福州市区域互联网医院服务平台建设环境剖析

本报告从信息化政策、医疗服务环境、信息技术产业三方面入手，对福州市区域互联网医院服务平台建设环境进行剖析。

（一）信息化政策分析

"十三五"期间，福建省及福州市卫生信息化规划政策重点强调加强医疗卫生行业大数据的创新应用，大力发展"互联网＋医疗"服务。

1. 健康医疗大数据相关政策

2015 年，《中共福建省委 福建省人民政府关于进一步加快"数字福建"建设的若干意见》（闽委发〔2015〕4 号）提出，充分发挥大数据在经

---

① 《2019 福建数字经济发展指数报告：福州厦门继续领跑》，福建省经济信息中心，2020 年 6 月 5 日，http://xxzx.fujian.gov.cn/xxgk/zxdt/202006/t20200605_ 5294407.htm。

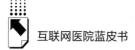

济社会发展中的作用，释放大数据驱动创新发展、提高治理能力、创新公共服务的巨大潜能，加快发展大数据产业，推进信息化建设应用迈向大数据发展新阶段。2016年，《福建省人民政府关于印发福建省促进大数据发展实施方案（2016—2020年）的通知》（闽政〔2016〕27号）要求，稳步有序向社会开放卫生数据，优先开展卫生医疗领域大数据应用，提升民生服务水平。[①] 2020年，《福建省新型基础设施建设三年行动计划（2020—2022年）》（闽政办〔2020〕32号）要求，加快构建面向未来的新型基础设施体系，高起点建设国家数字经济创新发展试验区。

为响应福建省号召，2017年，《福州市健康医疗大数据资源管理暂行办法》（榕政综〔2017〕122号）对健康医疗数据使用、监管与责任追究等方面进行规定。2018年，《福州市人民政府关于印发福州市推进大数据发展三年行动计划（2018—2020年）的通知》（榕政综〔2018〕310号）提出大数据战略研究、大数据应用技术研究、大数据分析技术与软件工具研制等五项重点研发任务，大数据计算能力工程、数据资源储备工程、数据资源开放共享工程等七项重点建设工程。2019年，《福州市人民政府关于印发〈福州市政务数据资源管理办法〉〈福州市公共数据开放管理暂行办法〉〈福州市政务数据资源共享开放考核暂行办法〉的通知》（榕政综〔2019〕317号）对政务数据的目录编制、采集处理、登记汇聚、共享服务、开放开发及其相关管理活动进行了规定。

2. "互联网＋医疗健康"相关政策

2018年，《福建省人民政府办公厅关于加快推进"互联网＋医疗健康"发展的实施意见》（闽政办〔2018〕90号）指出，要健全完善"互联网＋医疗健康"服务体系、支撑体系和保障体系。[②] 2019年4月，《福建省卫生

---

① 《福建省人民政府关于印发福建省促进大数据发展实施方案（2016—2020年）的通知》，福建省数字福建建设领导小组办公室网站，2016年6月18日，http://fgw.fujian.gov.cn/ztzl/szfjzt/zcfg_35780/201606/t20160620_829190.htm。

② 《福建省人民政府办公厅关于加快推进"互联网＋医疗健康"发展的实施意见》，福建省人民政府网站，2018年12月2日，http://www.fujian.gov.cn/zwgk/zfxxgk/szfwj/jgzz/kjwwzcwj/201812/t20181210_4696177.htm。

健康委员会关于做好互联网医疗服务管理工作的通知》（闽卫医政函〔2019〕279号）明确互联网医疗服务主要包括互联网诊疗、互联网医院和远程医疗服务三类，实行准入管理、加强监督管理、强化审批管理、建立管理制度。① 2019年7月，《福建省医疗保障局　福建省卫生健康委员会关于完善"互联网＋诊疗服务"收费有关问题的通知》（闽医保〔2019〕53号）对远程会诊、远程诊断和互联网医院复诊三大类的收费规范和医保支付作出了明确规定。② 2019年12月，《福建省"互联网＋医疗健康"示范省建设实施方案》提出夯实医疗健康信息化平台基础、推进医疗机构信息互联互通、推动"互联网＋公共卫生"融合发展、建立"互联网＋全民健康"综合监管等8个方面26条具体措施，并争取到2022年，建立健全省域"互联网＋医疗健康"协同应用服务体系。

为响应福建省号召，2017年，《福州市"十三五"卫生计生事业发展专项规划》围绕互联网医疗发展提出6个建设任务，即建立医患信息互动平台、开展远程医疗服务、建立互联网健康门户网站、建立互联网云医院、推行互联网医疗便民服务、打造智慧健康管理。2018年，《福州市人民政府办公厅关于印发〈福州市"互联网＋医疗健康"发展行动计划实施方案（2018—2020）〉的通知》（榕政办〔2018〕234号）出台，更是将互联网医院平台建设纳入福州市"互联网＋医疗健康"重点项目清单，要求在确保医疗质量和信息安全的前提下，以"榕医通"平台为各家互联网医院入口，为患者在线提供部分常见病、慢性病复诊服务。③

---

① 《福建省卫生健康委员会关于做好互联网医疗服务管理工作的通知》，福建省卫生健康委员会网站，2019年4月28日，http://wjw.fujian.gov.cn/xxgk/zfxxgkzl/zfxxgkml/wszh/yzgl/201904/t20190430_4861318.htm。

② 《福建省医疗保障局　福建省卫生健康委员会关于完善"互联网＋诊疗服务"收费有关问题的通知》，福建省医疗保障局网站，2019年7月9日，http://ybj.fujian.gov.cn/zfxxgkzl/fdzdgknr/zcwj/201907/t20190725_4952145.htm。

③ 《福州市人民政府办公厅关于印发〈福州市"互联网＋医疗健康"发展行动计划实施方案（2018—2020）〉的通知》，福州市人民政府网站，2018年12月25日，http://www.fuzhou.gov.cn/gb/201812/t20181225_2722740.htm。

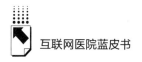
（二）医疗服务环境分析

福州市作为福建省的省会城市，近年来在经济、社会各方面取得较大发展，人均收入水平日益提升，2019年人均GDP超过12万元，城乡人均可支配收入分别为47920元和21320元，均处于福建省前列。与此同时，医疗卫生发展环境也呈现一系列新的发展趋势，主要表现在常住人口结构和医疗服务供给需求环境的变化。

从常住人口结构来看，福州市2019年常住人口达780万，城镇化率为70.5%，户籍人口为710.08万，户籍人口城镇化率为57.5%，与常住人口城镇化率的差距较大，从人口流动情况来看，户籍人口迁入人口连续5年多于迁出人口，净流入人口数在2017~2019年保持稳定，较多的非户籍人口以及流入人口对基本医疗卫生服务的全面覆盖提出挑战（见图1）。从年龄结构来看，近年来福州市人口老龄化程度不断加深，2019年，60岁以上老年人口占总人口的比例达15.1%，其中65岁及以上的老年人口约占11.7%，福州市已经进入快速老龄化阶段，老年人口持续快速增加，老年人医疗保健、康复护理等需求日益增长。[1] 同时，老龄化进程与家庭小型化、空巢化相伴而生，与经济社会转型时期各类型矛盾相互交织，医疗服务需求也随之急剧增加。老年人口医养结合需要更多医疗卫生资源的有力支撑，康复、老年护理等薄弱环节将更加凸显。实施全面二孩、三孩生育政策后，新增出生人口持续增加，对包括医疗卫生机构在内的公共资源造成一定压力，特别是妇产、儿童、生殖健康等相关医疗保健服务的供需矛盾更加凸显。随着福州市城镇化水平的不断提高、人口老龄化问题的日益严重等，现代医疗卫生服务面临社会环境带来的巨大挑战，急需寻求创新模式，以解决医疗资源总量不足、分配不均衡、结构布局不合理等问题。医疗信息化手段可提高医院接诊效率和服务水平，有效解决上述问题。[2]

---

[1] 《福州市推出多项优惠政策，为养老事业注进新的活力》，海峡瞭望网站，2020年2月4日，http://www.fjtb.gov.cn/focus/hxlw06/202002/t20200204_12238299.html。

[2] 计虹、金昌晓：《运用信息化手段提高医疗服务质量的多元化途径》，《中国医疗前沿》2009年第3期；刘谦：《提升医院信息化水平 促进医院改革与发展》，《中国医院》2018年第8期。

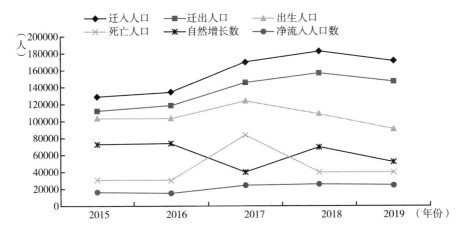

图 1 2015～2019 年福州市户籍人口变化

资料来源：《福州统计年鉴 2020》。

从福州市医疗卫生供需环境来看，供给与需求均呈现增长趋势，但需求增长更快，迫切需要通过优化资源配置提升医疗卫生服务效率，主要体现在三方面。一是医疗卫生供给持续增长。截至 2019 年底，福州市辖区内共有各级各类医疗卫生机构 2252 个，医疗床位 38277 张，较"十二五"末分别增长 11.5% 和 11.1%（见图 2）。从人力资源来看，2019 年福州市共有卫生技术人员 60878 人，其中，执业医生、执业（助理）医师为 23588 人，注册护士为 26839 人，乡镇卫生院卫技人员为 5280 人，村卫生所卫技人员为 822人。每千人卫生技术人员为 8.29 人，较"十二五"末增长 17.3%（见图3）。二是医疗服务利用水平显著提升。县级以上医院全年诊疗人次数达2506 万人次，出院人次数达 101 万人次，相比"十二五"末分别增加 3.1%和 22.6%，病床周转数达 37.4 次。与此同时，医疗服务利用呈现门诊向卫生院下沉、住院向医院集中的趋势（见图 4）。从人均年医疗保健支出费用来看，无论是城镇还是农村居民均呈现逐步增加的趋势，2019 年福州市城镇居民年医疗保健支出为 1310 元，农村居民为 1050 元，较 2015 年分别增长 40% 和 24.9%，较上一年分别增长 18% 和 26.2%，远高于居民消费支出增长率（见图 5）。三是全民医保制度覆盖水平稳步提升。2019 年底，福州市参加基本医疗保险人数达 738.76 万人（含省直及平潭参保人口），较"十二五"末增长 4%，参保率稳定在 95%。通过信息化手段可助力优化医疗资源配置，提高医疗服务效率。

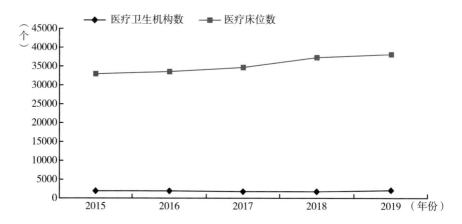

图 2　2015～2019 年福州市医疗卫生机构数和医疗床位数变化

资料来源：《福州统计年鉴 2020》。

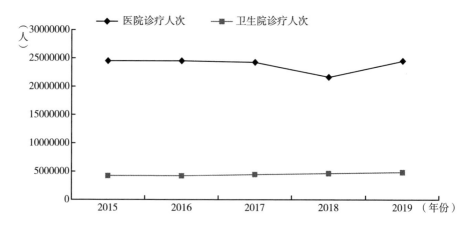

图 3　2015～2019 年福州市医院及卫生院诊疗人次变化

资料来源：《福州统计年鉴 2020》。

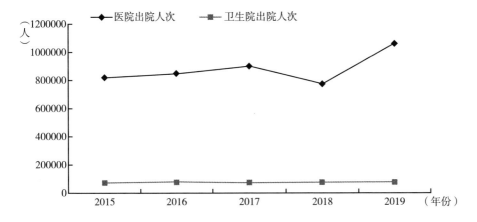

图4　2015～2019年福州市医院及卫生院出院人次变化

资料来源：《福州统计年鉴2020》。

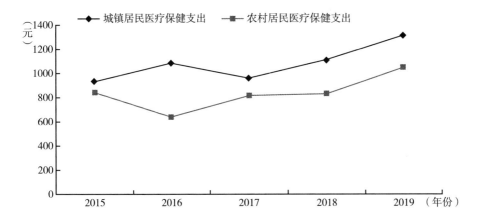

图5　2015～2019年福州市城镇及农村居民医疗保健支出变化

资料来源：《福州统计年鉴2020》。

（三）信息技术产业分析

当前，新一轮科技革命和产业变革席卷全球，大数据、云计算、物联网、移动互联网、人工智能（Artificial Intelligence，AI）、5G等多种新技术

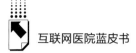

不断涌现。① Gartner 技术成熟度曲线是一种评估新兴技术可见度和发展成熟度的工具，目前被广泛作为新兴技术成熟度和实用性的评估参考。② 大数据、云计算、物联网、移动互联网等新技术已经普遍于 2014 年前后越过过高期望的峰值阶段；虽然人工智能、5G 等新兴技术出现较晚，但也已经于 2017 年前后越过了过高期望的峰值阶段，目前基本处于稳步爬升期，技术的应用场景趋于成熟，已经开始涌现最佳的实践经验，如人工智能在辅助诊断、医学影像识别、智能语音外呼等方面的应用。此外，结合技术采用生命周期理论来看，上述技术也已跨越被公众接受的鸿沟，已经具备充分可应用、可复制、可推广的条件。③ 利用大数据、云计算、物联网、移动互联网、人工智能、5G 等多种新兴技术推动医疗卫生事业的进步，已成为新的发展趋势（见图6）。

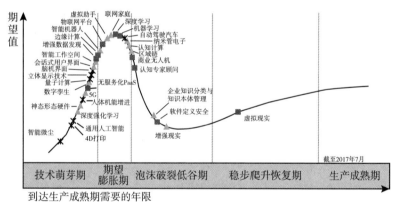

图6 2017 年新兴技术成熟度曲线

资料来源：Gartner。

---

① 《大数据白皮书（2018 年）》，中华人民共和国国家互联网信息办公室网站，2018 年 4 月 25 日，http://www.cac.gov.cn/2018-04/25/c_1122741894.htm。

② 孟海华：《无处不在的人工智能——Gartner 公司发布 2017 年度新兴技术成熟度曲线》，《科技中国》2017 年第 10 期。

③ 李向阳等：《大云物移智等新技术在电网应用的研究》，《电力信息与通信技术》2019 年第 1 期。

三　发展现状

（一）平台架构

福州市区域互联网医院服务平台基于福州市健康医疗大数据，以福州市医疗便民服务平台"榕医通"平台为入口，实现了多家医院统一支付，居民在家门口就能够享受到优质高效的互联网医疗服务。2020年7月9日，福州市区域互联网医院服务平台正式上线。目前，除了福州市中医院互联网医院入驻福州市区域互联网医院服务平台外，已获得互联网医院牌照的福建医科大学孟超肝胆医院、福州市第四医院、闽清县总医院等也将陆续接入该平台。据福州市卫生健康委员会相关人员介绍，原则上福州的37家市县属医院以及有需求的省属医院均可申请接入区域互联网医院平台，174家乡镇卫生院和社区卫生服务中心也可依托当地县（区）总医院建设的紧密型医共体，在当地总医院申办的互联网医院框架下为群众提供全方位的"互联网+医疗健康"服务。

福州市区域互联网医院服务平台通过"统一平台、统一门户、统一服务"的方式，构建了整体业务架构，对外供给优质医疗健康资源（见图7）。

1. 统一平台

福州市区域互联网医院服务平台以福州市健康医疗大数据为基础建设而成，可以实现区域医疗机构之间信息数据互联共享，并能够与37家市、县属医院以及174家乡镇卫生院、社区卫生服务中心等实现业务协同；同时与福建省监管平台、互联网医院药房和医保结算系统等进行数据共享和交互。

2. 统一门户

福州市区域互联网医院服务平台以"榕医通"为入口，为医院/医生和患者提供统一的服务平台和数据管理平台。"榕医通"是由福州市卫生健康委员会发起，福州市健康医疗大数据中心及产业园专项工作小组和福建海峡银行共同参与打造的便民服务平台，于2018年1月17日正式上线，它基于

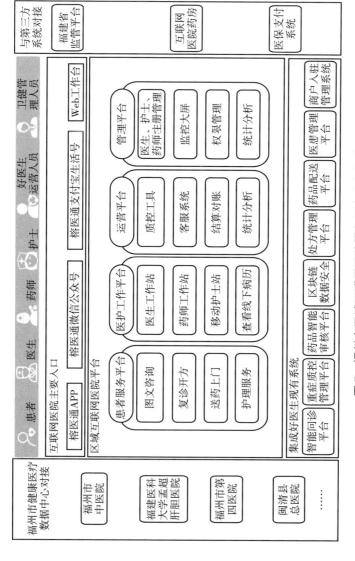

图 7　福州市区域互联网医院服务平台业务架构

资料来源：平安好医生。

福州市健康医疗大数据试点工程，以全市医疗卫生机构"统一门户、统一支付、预缴金通用"为核心目标，为用户提供医院信息查询、预约挂号、就医引导、排队叫号提醒、检验检查结果查询、预交金充值、医疗费用支付及退款便民服务。福州市区域互联网医院服务平台依托"榕医通"平台支持银联支付、支付宝支付、微信支付等多种移动支付方式，提升患者支付效率和便捷程度，同时还能为用户提供便捷的预交金充值、退款等办理入口，实现就诊余额跨医院通用。

3. 统一服务

平台集成了平安健康现有的智能问诊平台、重症质控管理平台、药品智能审核平台、区块链数据安全平台、处方管理平台、药品配送平台、医患管理平台、商户入住管理系统，充分发挥平安健康在互联网、人工智能、大数据、区块链等方面的新技术优势，整合福州市的"医疗+健康资源"，扩大医院、医生、患者的生态圈，缓解"看病难，看病贵，看病烦"问题。

（二）功能设计

福州市区域互联网医院服务平台共包括互联网医院在线诊疗、互联网医院处方流转、健康管理服务、互联网医院后台管理、互联网医院监管五大功能模块。具体介绍如下。

1. 互联网医院在线诊疗平台

互联网医院在线诊疗平台，基于互联网医疗体系，为就诊患者提供连续性诊疗服务。依托实体医院打造的互联网医院平台，实现在线咨询、问诊、复诊、处方流转、药品配送与线下首诊、检查、检验、治疗无缝对接，打造新型医疗服务闭环。同时，通过集合实体医院（医联体）现有预约挂号、检查检验、线上支付、药物配送、慢病管理等智慧功能，以及联合药企（药店）、平安平台等"互联网+医疗健康"合作方，不断提升实体医院服务效率，扩大医院、医生与患者的生态圈。

目前互联网医院在线诊疗平台功能已基本完善，在常规的在线问诊、复诊之外，福州市区域互联网医院服务平台还支持线下就医的预约挂号、在线

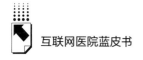

缴费，并且为患者提供护理预约、体检预约等服务，未来还将通过 AI 协助医生收集病史，提高效率。

（1）预约挂号——用户一次登录，可在全市医院预约挂号

互联网医院在线诊疗平台可提供福州市卫健委所属 37 家医院的在线预约挂号服务，与医院信息系统（Hospital Information System，HIS）无缝对接，实现专家排班信息查询、锁号、支付、挂号、预约订单查询等功能。

（2）在线缴费——多家医院统一支付

平台搭建统一支付中心，对接市级医保平台，第三方患者在"榕医通"App 和"榕医通"微信公众号内，可完成互联网就医全流程的移动支付，包括预约挂号、门诊缴费、住院押金等环节，支持微信、支付宝、医保卡等多种移动支付方式。

（3）互联网护理预约——"网上预约，线下服务"

"互联网＋护理"，即通过"网上预约，线下服务"的模式，为出院患者、高龄、失能或者半失能老人、康复期、终末期患者行动不便人群、母婴人群等患者提供政策允许范围内的护理服务。

患者可根据需要在平台上选择护理服务、提交护理预约，医院审核通过的订单被派送至护士，由护士上门服务。完成护理服务后，患者可对服务进行评价。

（4）在线 AI 辅助病史收集——提高医生问诊效率

为减少医生在互联网诊疗过程中对患者基本信息的询问，节约在线医生的时间，避免因信息不足导致的误诊。采用格式化的 AI 病史收集技术解决病史收集问题。患者在购买问诊服务后，进入医生问诊前，AI 导诊会根据患者的基本信息及病情描述，自动询问要求患者回答相关的疾病问题，以便医生在工作台接诊时可查阅到相关的病史收集，快速准确评估病情。

2. 互联网医院处方流转平台

互联网医院通过处方共享平台，将医院 HIS 系统、社会药店、药品物流和医保结算系统进行连接，实现处方流转与药品直接配送，提升药品流通效率，降低流通成本，为患者提供便捷的在线购药、安全用药的互联网就医体验。

互联网医院处方流转平台提供合规的在线电子处方开具流程，包括医生审核签章、医院药剂师审核签章等。把控用药全流程的安全和质量，同时药剂师审核平台支持医院药剂师入驻，支持医院药剂师审核本院互联网医院平台开具的电子处方。另外，平安健康互联网自有一批专业药剂师队伍，可为处方流转平台提供处方审核和患者用药指导服务。

作为开放平台，支持平安大药房以外的药房系统接入，为患者提供更多购药渠道，包括送药上门、药店自提。送药上门由平安健康大药房、供药商等其他平台合作伙伴仓库发药，通过快递送药上门。门店自提则需要患者确定预约取药时间、取药人、联系方式、取药门店，按时到门店自提。

3. 健康管理服务平台

健康管理服务平台是为用户提供健康教育、疾病预防、疾病筛查、疾病治疗、诊后随访、慢病管理的一体化综合健康管理服务的信息系统。应用健康大数据，为用户提供精准的资讯推送、专家医生推荐、治疗方案推荐、诊后随访管理、商业保险推荐及饮食指导等个性化服务，以提升用户健康素质和生活质量、提高疾病治愈率。

健康管理服务平台分为多个终端。C 端用户，即患者，通过 App、微信公众号或小程序入口，使用健康管理服务平台提供的健康服务内容；B 端用户，即提供给医院互联网医院运营事业部用户及医院的专业人员（如医生、护士、营养师等），负责维护平台中的资讯内容、套餐、商品管理、慢病管理、随访等业务正常运转的常规运营工作。

以慢病管理为例，为患有慢性非传染性疾病，如高血压、糖尿病、高血脂等患者提供专业的慢病评估、长期跟踪、连续监测的综合干预管理服务，包括对其饮食习惯、运动习惯、心理健康等多方面的管理和干预。首先，设立了慢病诊疗专区作为患者的入口，为常见的慢性病提供疾病知识普及、推荐医生，可对医生发起快速咨询以及接受科普文章推荐。同时，慢性病患者可购买相关的护理服务，使用快速预约挂号、在线复诊等在线诊疗服务。用户购买平安健康的家居智能设备，App 与智能设备连接后，可长期定时监测用户的体重、心率、体脂率、血糖、血压、睡眠、运动等数据，形成连续的浮动曲线，提供给

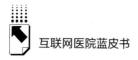

医生制定针对患者的个性化健康管理计划。对不同患者的慢性疾病还将推出健康计划，定制特色的保健、调理、饮食等多方面的科学管理计划，可帮助患者自我管理，降低血压、血糖或血脂指标，通过长期或短期的科学管理，患者也可学习到科学的疾病控制知识，改善自身健康状态，提高生活质量。

4. 互联网医院后台管理平台

互联网医院后台管理平台分为两个用户后台，一个是提供给卫健委进行市辖区内的互联网医院管理的系统，可支持卫健委查看各家互联网医院的诊疗服务数据，提供相应数据报表；另一个后台提供给医院的互联网医院运营人员使用，开展互联网医院正常业务操作，包括权限配置等。

互联网医院运营后台、互联医院管理平台均支持数据分析功能，出具互联网医院服务数据报表。

5. 互联网医院监管平台

依据卫生部门相关政策要求，建立福州市统一监管中心，监管市辖区内的所有医院的互联网医疗服务数据，审查医院、医生、护士、药剂师资质，通过服务数据对诊疗过程进行追踪，达到完整考核线上服务合规性的要求。

四　模式特色及实践效果

（一）模式特色

福州市区域互联网医院服务平台面向患者提供院内、院外，线上、线下相结合的就医全流程服务，既助力了医院患者管理效率的提升，又促进了良好医患关系的形成。该平台具有以下五个特色。

1. 全国首个基于健康医疗大数据打造的区域互联网医院服务平台

现阶段的互联网医院平台一般是以医院为主导，以单体或者医联体为平台建设核心，向下垂直做基层的延伸[1]。互联网医院以互联网为载体和技术

---

① 张孝荣：《互联网医院：从网络化医院到智慧医院》，《中国战略新兴产业》2017 年第 9 期。

手段，形成集多种形式医疗服务于一体的综合性平台，其中典型代表是浙大一院互联网医院①和福州总医院互联网医院②。

与单体医院建设的互联网医院不同的是，福州市区域互联网医院服务平台是基于健康医疗大数据中心（福州）打造的区域性互联网医院平台，作为全国健康医疗大数据建设的先行者，国家健康医疗大数据中心（福州）完成了福州市医保用户在14家省属医疗机构、全市37家二级以上公立医疗机构、174家基层医疗卫生机构的数据收集工作，已入库结构化存量数据400多亿条，总计超过180TB。市民只要在福州市市属37家医疗机构和174家基层医疗卫生机构中有过就诊记录，到平台中的互联网医院复诊时，相关医院的医生即可在平台中调取患者既往的就诊病历，了解前期的诊疗方案和用药方案等，开展针对同一病种的复诊服务。福州市区域互联网医院不仅减轻了医院端改造的工作量，减少了重复建设，也实现了区域医疗机构之间信息数据互联共享，方便市民精准求医，避免重复检查，改善看病时间"三长一短"顽疾，减轻就医负担。

2. 互联网医院平台以"榕医通"为入口，账号互通，余额共用

"榕医通"将政府、医疗机构和公众三方紧密地联系在一起，形成了"三位一体"的服务模式，为公众提供方便快捷的预约挂号、预交金通用、医疗费用支付等服务。福州市区域互联网医院服务平台以"榕医通"为入口，平台上的用户账户和余额是互通的，在市属任何一家医院的账户余额可以在其他福州市属两百多个医疗机构使用，让"数据跑腿"代替"群众跑腿"，有效提升了医疗服务的质量和效率，方便了用户使用，提高了患者就诊满意度。

3. 统一支付中心

福州市区域互联网医院服务平台搭建了统一支付中心，支付中心对接市级医保、第三方支付平台等，支持用户在各医院购买问诊、处方药品、护理

---

① 《2020中国互联网医院发展研究报告》，智库网站，2020年1月6日，http：//zk. cn - healthcare. com/doc - show - 39773. html. 2020。

② 陈大鹏等：《福州总医院互联网医院平台设计与实现》，《中国数字医学》2017年第8期。

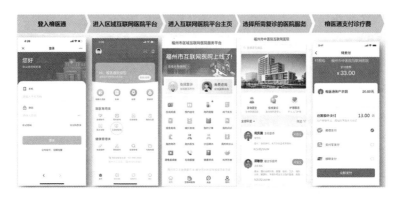

图8　福州市区域互联网医院服务平台账号通用示意

服务等服务费用的在线支付，为患者搭建快速、便捷的支付体验。

4. 统一供药及送药上门服务

福州市区域互联网医院服务平台还搭建了处方流转平台及商家管理后台，支持多家供药商等其他平台合作伙伴接入，为医院及用户提供药品选择、药品配送、药品售后等服务。同时用户也可自主选择供药方式进行购买。

5. 健全的患者诊疗数据

用户可以通过市级的统一电子诊疗卡，在福州市区域互联网医院服务平台开展问诊、护理预约等服务。同时健康数据留痕，可查阅患者在平台上的所有问诊记录、电子处方记录、关注的医生、预约挂号记录、配送物流地址记录、订单数据、护理预约数据、售后记录等。

（二）实践效果

1. 上线互联网医院

2020年7月9日，由福州市卫生健康委员会搭建的福州市区域互联网医院服务平台正式上线，福州市中医院率先接入并开出首单"云处方"。截至2020年底，福州市区域互联网医院服务平台注册用户量超4万人，问诊量超2万人次。

2. 抗疫义诊

2020 年 1 月 28 日，福州市卫生健康委员会联合平安健康 App 开发并上线抗击新型冠状病毒肺炎义诊服务平台。该平台以福州市卫生健康委员会"榕医通"为基础，将抗疫义诊平台嵌入互联网医院平台，形成了以抗疫义诊为主、健康咨询为辅的"互联网＋健康医疗"新模式。截至 10 月初，榕医通 App、"榕医通"微信公众号等为超过 40000 人次提供了可信、优质的在线卫生健康服务，助力全市疫情防控。

五　问题及展望

（一）存在问题

第一，缺少顶层设计。目前福州市互联网医院相关政策多为引导、鼓励性质，尚未出台互联网医院诊疗流程管理、医疗服务定价、医保报销管理、利益权责归属等具体的配套法规。第二，缺乏监管标准。目前尚未出台对复诊患者病历的真实性、可靠性及病案质量，患者数据安全，以及医师、药师、处方药等审核及监管的标准规范。第三，缺乏激励机制。互联网医院是新兴事物，目前大部分医院尚未建立激励引导机制，作为医疗核心主体的临床医生，可能更习惯传统的线下诊疗服务模式，临床医生参与动力不足。

（二）未来展望

福州市区域互联网医院服务平台可以实现区域医疗机构之间信息"互联共享"，为市民提供在线复诊、处方开具、移动支付、送药上门等一站式服务，改善"三长一短"的就诊问题，减轻患者负担。平台在后期的运行中将根据实际需求不断完善产品功能，制定政策规范，助力福州市医疗卫生行业发展。

区 域 篇

Regional Reports

B.9
2020年东部地区互联网医院发展报告

中国医学科学院医学信息研究所*

摘　要：　我国东部地区具有经济发达、技术先进、人才聚集等天然发展优势。从规模上看，截至2020年12月，东部地区的互联网医院有725家，远超中西部地区；从覆盖面上看，东部地区的互联网医院在地市与区县均有分布，且不同于其他省份互联网医院以三级医院为主的情况，浙江省、山东省的二级互联网医院占比较大，总体分布相对均衡；从服务模式上看，东部地区互联网医院服务模式推陈出新，目前已开展在线问诊、线上药师门诊、线上护理门诊、5G移动式互联网急救等多种服务。总体来看，东部地区互联网医院已经逐步开始形成地区协同发展态势，阿里健康、微医集团等企业也对本地区互联网医院的发展起到了推动作用。然而东部地区互联网

---

* 执笔人：章迟，中国医学科学院医学信息研究所研究实习员，主要研究方向为卫生政策、医疗保障、合理用药。

医院的发展仍然存在服务率有待提高、基层互联网医院功能规划不清晰、运营管理制度不统一等问题。但在有关部门的合理规划管控下，东部地区互联网医院的发展态势一切向好。

关键词： 东部地区　互联网医院　区域协同

一　发展背景与政策

（一）东部地区医疗资源和服务利用的特点

互联网医院的发展对本地区医疗资源的数量、质量及技术发展水平都有相对较高的要求。我国医疗资源分布在地理上并不均衡，东部地区得益于经济的飞速发展，医疗资源相对丰富，医疗服务更多样化。

1. 东部地区卫生资源密度偏高

根据国家统计局与《2020 中国卫生健康统计年鉴》数据，单位面积医疗机构数和三级医院数均呈现从东部向西部递减的趋势，区域差异较大。东部地区每平方千米医疗机构数为 0.36 家，明显高于中部、西部的 0.19 家、0.05 家；东部地区每千平方千米三级医院数为 1.03 家，远高于中部、西部的 0.36 家、0.10 家；每千人口卫生技术人员数为 7.60 名，与中部、西部的 6.61 名、7.38 名较为接近；每千人口医疗机构床位数为 5.78 张，相对低于中部、西部的 6.44 张、6.84 张。从单位人口卫生技术人员和床位数来看，东中西部地区差异不大。综合人口数量、土地面积两方面因素后，东部各类医疗资源卫生资源密度指数（Health Resources Density Index，HRDI）基本高于中部与西部。

2. 东部地区医疗服务利用率高

从医疗机构门急诊人次、出院人数、住院病人手术人次、病床使用率、

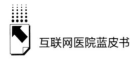

平均住院日、医师日均负担诊疗人次、医师日均负担住院床日等医疗服务利用指标来看[①]，东部地区医疗服务利用率明显高于其他地区。

3. 东部地区人口密度大

根据国家统计局与《2020 中国卫生健康统计年鉴》数据，中国平均人口密度为每平方公里 145.5 人，东部、中部、西部分别为 551.2 人、261.6 人、55.5 人，东部地区人口密度远高于中部和西部。

综上所述，东部地区在人均享有医疗资源方面（卫生技术人员和床位数），与中西部地区没有明显差异，但由于东部地区流动人口数量较大、高新技术发展较快、交通便利，潜在的互联网医院发展空间与输出价值十分可观。

（二）现实背景

东部地区包含我国最早实行沿海开放政策且经济发展较好的省市。深圳特区带动了珠江三角洲地区的经济腾飞，浦东新区带动了长江三角洲蓬勃发展。东部地区客观上受到政策红利与交通影响，在信息技术与医疗行业发展方面都走在前列，也为互联网医院的发展打下了坚实的基础。同时，我国东部地区人口密度大、医疗资源集中、医疗服务的覆盖率和可及性极高，在政府出台《关于促进"互联网＋医疗健康"发展的意见》《关于印发互联网诊疗管理办法（试行）等 3 个文件的通知》等政策文件后，互联网医院得到了快速发展。

（三）地方政策列举

近年来，东部各省（市）相继出台了本地区对互联网医院发展进行规范的政策文件，涉及内容主要包括医院准入、执业规则、诊疗服务、医保支付、部门职责、监督管理等方面（见表1）。

---

① 国家卫生健康委员会编《2020 中国卫生统计年鉴》，中国协和医科大学出版社，2020。

表1 东部各省（市）互联网医院相关政策文件

省(市)	政策名称	时间	主要内容
北京市	《关于开展"互联网＋"医疗服务的通知》	2020年	对互联网医院医保支付管理作出相应规定
天津市	《市卫生健康委关于加强互联网诊疗和互联网医院管理有关工作的通知》	2019年	落实主体责任和监管责任、加强互联网诊疗管理
	《市卫生健康委关于规范天津市互联网医疗服务监管平台数据接入工作的通知》	2019年	进一步规范监管平台数据接入等工作
河北省	《关于印发〈河北省互联网医院管理办法实施细则(试行)〉的通知》	2019年	对互联网医院准入、执业规则等监督管理进行规定
上海市	《关于印发〈上海市互联网医院管理办法〉的通知》	2019年	对准入管理、诊疗服务范围、部门责任、职业管理、监督管理作出明确规定
山东省	《关于印发〈山东省互联网医院医保定点协议文本(试行)〉的通知》	2020年	规范互联网医院的医保服务
广东省	《广东省卫生健康委 广东省中医药局关于转发〈互联网医院建设标准(试行)〉等3个文件的通知》	2019年	加强互联网诊疗活动准入管理,完善互联网医院准入流程,强化监督管理
	《广东省卫生健康委办公室关于进一步规范广东省互联网医疗服务监管平台接入工作的通知》	2020年	进一步规范医疗机构信息系统接入广东省互联网医疗服务监管平台,开展互联网医疗服务
海南省	《关于印发〈海南省互联网医院管理办法(试行)〉的通知》	2020年	对互联网医院准入、执业规则等监督管理作出明确规定

资料来源：各省卫生健康委、医疗保障局等网站。

二 发展现状与特点

（一）供给规模

据不完全统计，截至2020年12月，东部地区共有725家互联网医院，数量远高于中部（101家）、西部（169家）。东部地区互联网医院主要集中在浙江省与山东省。具体分布情况：互联网医院数量最多的省（市）是浙江省（205 家），其次是山东省（196 家）、广东省（85 家）、海南省（83 家）、江苏省（61 家）、天津市（40 家）、上海市（28 家）、福建省（13 家）、辽宁省（12 家），最少的是河北省（2 家）。

从互联网医院分布地区来看，由于自身行政性质，上海市、天津市的互联网医院全部分布于直辖市；辽宁省、福建省互联网医院主要集中于省会城市；江苏省、浙江省、山东省、广东省的互联网医院主要分布在地级市；江苏省、浙江省、山东省、海南省的互联网医院在各行政地区均有分布。

从实体医院的级别来看，东部地区互联网医院主要依托三级医院设立。浙江省与山东省的互联网医院在一定程度上依赖二级医院建立，而海南省的未定级互联网医院占比较大。三级医疗机构医疗资源相比二级及以下医疗机构优质数量更多，具备建立互联网医院的基本条件。同时，一些区域头部医疗机构担负"互联网＋医疗"的示范效应；互联网医院建设是为了推进分级诊疗，解决医疗资源分布不均的问题，因此三级医疗机构对建立互联网医院的需求相对较弱，建设互联网医院更多的是起示范作用，并向下输出医疗资源。而互联网医院试点较早的地区（如浙江省）目前已经开展以二级医院为主体的互联网医院建设工作。此外，部分专科医院和少数其他类型医疗机构也成立了互联网医院，主要为儿童、妇产、心血管疾病、肿瘤等专科医院。

根据 2020 年中国社科院健康业发展研究中心发布的"2020 中国医院互联网影响力排行榜"榜单[①]，东部地区互联网医院有较高的影响力。在 17 个省、20 个市的 133 家上榜医院中，仅北京、上海、广州便分别占据了 35 个、25 个、14 个席位。综上，东部地区互联网医院主要集中于直辖市、省会城市及地市一级的公立三级综合医院，且东部地区互联网医院的影响力较高，向下渗透的能力与空间更大。

---

① 薛原：《2020 中国医院互联网影响力排行榜榜单发布》，《中国卫生》2020 年第 12 期。

（二）服务类型

与中部、西部地区互联网医院提供的服务类型相比，东部地区互联网医院的服务类型更加完善。除常见的问诊、常见病和慢性病的复诊、购药、挂号外，广东省中山大学附属第七医院开展了互联网线上药师门诊服务，为患者进行免费线上用药咨询[①]；2020年初广东省广州市妇女儿童医疗中心紧急成立新生儿护理门诊，开展线上护理门诊服务[②]；广东省深圳市开展了院前急救依托医院专家全流程远程监护指导[③]。

（三）服务模式

据不完全统计，东部地区互联网医院的服务模式以实体医院型为主，山东省与海南省包含一定比重的独立设置型互联网医院。具体如下：北京市、上海市、江苏省等省（市）的互联网医院基本采取医院自建的服务模式，浙江省、广东省的互联网医院则采取以实体医院型为主的服务模式；而海南省的互联网医院多为独立设置型，当地政府对企业开办互联网医院持较开放的态度。

由于中国东部地区经济普遍发达、企业数量规模较大，且医疗板块越来越受到资本重视，因此东部地区互联网医院的发展受到企业助力出现了新的发展态势。通过如阿里健康网络医院等医药电子商务与医疗机构合作可以同时形成"药厂—药房—医院—消费者"线上线下医药流通业务闭环[④]，打开患者市场[⑤]；通过移动医疗平台与大型医疗机构医生直接开展合作，如由微

---

① 温璐平等：《"新冠肺炎"疫情下的互联网医院线上药师门诊服务实践》，《今日药学》2020年第9期。

② 郭晓萍、张梅清：《新型冠状病毒流行期间互联网医院新生儿护理门诊在新生儿延续性护理中的作用》，《中国现代医药杂志》2020年第12期。

③ 路辰、杨建斌、袁克虹：《5G移动式互联网急救医院重构院前急救体系》，《中国医院院长》2020年第8期。

④ 常朝娣、陈敏：《互联网医院医疗服务模式及趋势分析》，《中国卫生信息管理杂志》2016年第6期。

⑤ 张梦倩等：《我国互联网医院发展模式分析》，《卫生经济研究》2019年第5期。

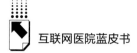

医主导、地方政府牵头与实体医院合作建设的浙江省乌镇互联网医院①也可突破人力资源在地理空间上的限制，使得医疗人力资源得以充分利用，实现社会化，同时打通医疗、药品、医疗保险3个关键产业环节，形成线上线下服务闭环。

（四）监管体系

东部地区的监管系统与平台上线运行较早。2018年12月，广东正式上线互联网医疗服务监管平台；2020年，山东省卫健委发布《山东省互联网医院管理办法实施细则》的征求意见稿，在全国范围内首次明确禁止将"社区医院"纳入互联网医院体系。

东部地区的监管体系在发展中不断完善。例如，江苏省卫健委要求各级医院需先接入"监管系统"，并完成互联网医院执业许可审批，方可开展互联网诊疗服务。江苏省内监管系统全省统一、分级部署，并在互联网诊疗的事前、事中、事后3个阶段，对机构、执业人员、诊疗、护理、处方5个方面15类服务行为进行监管。福建省建立了全民健康信息综合监管平台。按照"大数据、大平台、大系统"的建设思路，将福建全省卫健应用和数据进行一体化整合，构建全省卫健信息资源管理中心，形成覆盖全省、深度应用、上下联动、纵横协管的大系统。

（五）需求利用

尽管东部地区互联网医院得到了飞速的发展，然而在新冠肺炎疫情下其才开始被患者使用，且体量有限。广东省中山大学附属第七医院开展互联网线上药师门诊服务，一个月服务了近249例患者。② 广东省广州市妇女儿童

① 纪磊等：《互联网医院发展态势分析与对策研究——乌镇互联网医院剖析》，《中国卫生信息管理杂志》2018年第1期。

② 温璐平等：《"新冠肺炎"疫情下的互联网医院线上药师门诊服务实践》，《今日药学》2020年第9期。

医疗中心成立的新生儿护理门诊，两个月内共接诊 265 人次。[①] 2021 年 2 月，《海南省卫生健康委员会关于公开 2021 年 1 月互联网医院（独立设置）诊疗服务情况的通知》[②]，公开了省级互联网诊疗服务监管平台收集的各互联网医院诊疗服务情况，在 58 家省级互联网医院中，仅 10 家医院有线上诊疗经验，东部地区互联网医院尚存在较大可利用空间。

（六）形成地区协同发展态势

长三角地区存在区域协同发展的先天优势，在基本医保跨省异地就医医疗费用直接结算等基础条件较为扎实的基础上，实现了地区内互联网医院线上诊疗、医保免备案异地结算、远程医疗协同等创举。2020 年长三角（上海）互联网医院正式投入运行，将打通区域互联网医疗远程协同落到了实处。

三　目前存在的问题

随着我国人口老龄化越来越明显，推进就医需求转变和医疗服务转型更为迫切。目前，"互联网＋医疗服务"已经逐步规模化，"互联网＋康复护理服务"逐步成为刚需，"互联网＋医养健康"成为深化服务的热土。虽然互联网医院带来了便捷，但其运营管理等方面还存在一系列的问题。

（一）东部地区互联网医院服务利用率有待提高

互联网诊疗可明显降低患者就医成本。但从数据来看，各省份互联网诊

① 郭晓萍、张梅清：《新型冠状病毒流行期间互联网医院新生儿护理门诊在新生儿延续性护理中的作用》，《中国现代医药杂志》2020 年第 12 期。

② 《海南省卫生健康委员会关于公开 2021 年 1 月互联网医院（独立设置）诊疗服务情况的通知》，海南省卫生健康委员会网站，2021 年 2 月 24 日，http://wst.hainan.gov.cn/swjw/xxgk/0200/0202/202102/t20210224_2937870.html。

疗量在数万人次至十余万人次之间，复诊处方在数万张至十余万张之间。从宏观层面来看，各地互联网医院服务量与一年上亿人次的线下门急诊量相比，规模还相当小。因此，为真正做到缓解医疗机构线下接诊压力、减少群众非直接医疗成本，还需要提高互联网医疗服务的利用率。

（二）基层互联网医院的作用尚不明确

基层医疗机构承担了分级诊疗、公共卫生服务的重要功能。但是，基层医疗机构信息系统建设较弱，在申请互联网诊疗和互联网医院资质时不具备优势。而互联网医院诊疗在一定程度上主打常见病与慢性病的复诊，基层医疗机构由于硬件设施不足存在引流劣势，这与分级诊疗的初衷相悖。① 因此，需要进一步探索如何巩固基层互联网医院在基础医疗服务中的作用。

（三）互联网医院的管理和运营制度需完善统一

目前，东部地区已各自出台本地区互联网医院管理相关规定，然而囿于互联网医院发展尚处于初级阶段这一事实，各地区互联网医院管理规定仍需随本地区互联网医院建设的不断完善进行规范化。

同时，由于各地区互联网医院发展水平参差不齐，尚无法在更大程度上统一各地区政策，难以形成更大的规模效应。《海南省互联网医院管理办法（试行）》规定，为部分常见病、慢性病患者提供复诊服务的互联网医院，应至少符合以下条件之一："（一）患者可以提供在实体医疗机构既往就诊病历的电子文档；（二）患者可以提供在其他互联网医院就诊的电子病历；（三）互联网医院经患者授权通过人口健康信息平台或第三方平台获取患者电子健康档案；（四）互联网医院经患者授权通过实体医疗机构获取患者电子病历；（五）患者在执业医师陪同下在互联网医院就诊的；（六）接诊6岁以下儿童并开具互联网儿童用药处方时，应当确定患儿有监护人和相关专

---

① 张世红、琚文胜、沈韬：《疫情形势下互联网医疗的发展展望》，《中国数字医学》2020年第9期。

业医师陪伴。"而《上海市互联网医院管理办法》则规定，"患者需要提供2个月内实体机构诊断为某种或某几种常见病、慢性病的就诊病历资料"。《天津市卫生健康委员会关于加强互联网诊疗和互联网医院管理有关工作的通知》规定，"开展常见病、慢性病复诊前，医师必须掌握患者全部病历资料，且患者的病情在首诊时有明确的疾病诊断；复诊时，医师只能针对首诊时明确的同种疾病诊断所涉及的有关病情提供诊疗服务"。仅上海市对复诊病历的时限做出了具体规定，大多数省市对于复诊病历的类型、时限、来源、互认均未做出规定。

在医师线上执业方面，各省均规定医师在不影响医疗机构执业的情况下，可通过多点执业的方式在线上执业。但医师的执业时间平衡、注册平台等问题仍有待解决。

四 未来前景与展望

（一）加大宣传力度，不断提高互联网医疗服务利用率

为提高互联网医疗知晓度，政府与医院应携手加大宣传力度，宣传互联网医院对患者就医成本减少的优势，提高互联网医院知晓率。有学者研究发现，互联网医院知晓率仅为三成左右。[1] 再者，全面实现医保信息化也是一种带动互联网医院服务量的有效方式。另外，医院可提供市场竞争比较充分、个性化需求比较强的医疗服务，实行市场调节价。

（二）明确互联网医院功能定位，发挥区域医联体的作用

借鉴上海市"新华—崇明区域医疗联合体"面向社区开展远程门诊、会诊的建设优势，及其与医院、社区卫生服务中心、养老院合作达成的患者

---

① 韩扬阳、李艾、郭蕊：《北京某三甲医院门诊患者对互联网医院使用现状调查》，《中国医院》2020 年第 9 期。

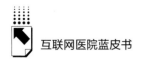

下沉结果。① 首先，应进一步根据不同医疗机构、医院的功能做好战略规划。其次，建议互联网医院发展以专科为导向，根据自身优势纵向深度发展。②

（三）细化互联网医院准入和管理

为促进行业发展、规范行业行为，建议从资质审核、患者就医风险防控、线上诊疗业务、医疗质量监管、医院绩效考核、医院检验咨询、医院导诊方案、医院支付流程、医院处方流转、医院信息管理等方面制定互联网医院管理规范制度，促进"互联网医疗"向"互联网医院"规范、高效、快速地发展。③

（四）完善互联网诊疗规范，支持医生入驻第三方互联网医院平台

完善互联网诊疗规范，健全相关的法律法规，明确医疗主体责任、权利和义务。另外，需采取措施协调医生线上线下执业问题、医生注册互联网医院或平台的问题。

（五）完善行业政策体系，构建和谐医疗生态

新冠肺炎疫情下，互联网医院快速发展，也打造了诸多试点实验环境。疫情防控时期，处在东部地区的北京协和医院提供互联网线上诊疗服务，有关经济学分析发现，北京协和医院的互联网诊疗服务不仅响应政府防疫政策，同时可节约患者的经济成本，为优化医疗卫生服务提供了解决思路。④ 在医疗费用快速增长背景下，远程互联网诊疗为患者与决策部门提供了极大

① 李先锋等：《基于"健康版"医联体的互联网医院建设探索》，《中国医院》2019 年第 10 期。
② 苏宇、李刚、燕政寰：《互联网医疗促进诊疗模式变革的实践与分析》，《中华医院管理杂志》2020 年第 9 期。
③ 吴琴琴等：《互联网医院与实体医院信息交互及业务流程管理研究》，《中国医院》2020 年第 3 期。
④ 焦洋等：《新型冠状病毒肺炎疫情防控期间北京协和医院互联网线上诊疗成本分析》，《协和医学杂志》2021 年第 1 期。

的便利。在与分级诊疗、区域医疗中心建设、医疗卫生人才队伍建设、跨统筹地区就医（异地就医）医保报销等多项卫生领域的平衡中，合理规划互联网医院的发展有助于构建和谐的医疗生态体系。

五　区域典型案例

（一）乌镇互联网医院

2015 年 7 月，2014 年世界互联网大会所在地乌镇所在的桐乡市政府与微医开始合作建设乌镇互联网医院，并于同年 11 月启动我国首家互联网医院。乌镇互联网医院依托线下实体医院，提供在线预约、远程诊疗、在线处方、药品配送、在线医保结算等服务。乌镇互联网医院有两个特殊规定：一是坚持不做初诊；二是坚持提供“线上 + 线下”的服务模式。截至 2018 年，乌镇互联网医院已形成覆盖 30 个省市、2700 多家医院、26 万名医生、7500 余专家团队的医疗网络，累计提供 7.1 亿人次医疗服务的全国领先的医疗科技平台。[①]

（二）浙一互联网医院

2016 年 2 月 16 日，“浙一互联网医院”——全国首个公立三甲“线上院区”正式启动建设。患者通过手机、Ipad、个人电脑等移动电子设备即可享受分诊、咨询、线上诊疗、在线付费、检查预约、床位预约、药品配送、慢病随访等服务。浙大一院院长王伟林教授及其团队高度重视“互联网 + 医疗”建设，以打造“美丽浙一、幸福医疗”为发展目标，立志为患者带来更多便利。[②]

[①] 《乌镇互联网医院三周年：连接、赋能、革新》，新华网，2018 年 12 月 7 日，http://www.xinhuanet.com/money/2018-12/07/c_1123823114.htm。

[②] 《2018 年互联网医疗模式创新案例分析：浙一互联网医院》，CSDN 网站，2018 年 8 月 31 日，https://blog.csdn.net/Peter_Changyb/article/details/82251065。

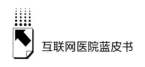

（三）长三角（上海）互联网医院

2020 年 10 月 24 日，由上海市青浦区人民政府与复旦大学附属中山医院共同建设的长三角（上海）互联网医院正式投入运行。该院基于线下青浦区朱家角人民医院，依托复旦大学附属中山医院的医疗业务，通过互联网技术远程与上海中山医院、浙江嘉善医院、江苏吴江医院以及青浦区的医疗机构对接，成为跨区域线上就医的先行者。长三角（上海）互联网医院为长三角地区持续推进"互联网医院平台""远程医疗协同平台""数据互联互通平台"三平台及"远程会诊、远程影像、远程检验、远程病理、远程示教"五中心建设奠定了基础。

该院在智慧病房提供医生远程查房、专家远程实时诊疗等服务；在病理诊断中心为医生提供云端读片服务；在医学检验中心提供智能化采血装置、标本分拣转运机器人和物流平台等提高检验效率的装置。在信息共享与医疗费用结算上，该院提供长三角生态绿色一体化发展示范区三地居民诊疗信息的互联互通、医保免备案异地结算等服务，并支持互联网电子票据的使用。

（四）青岛大学附属医院

2017 年 2 月，青岛大学附属医院建立山东省首家互联网医院。2018 年 8 月，该院分级诊疗平台建成，随机开始开展社区转诊服务；2018 年 11 月，经审核获得互联网诊疗资质。该院重视与基层医疗机构的互联互通，其远程医学中心成立了 43 个远程医学 MDT 会诊队伍，医疗网络连接了 300 余家基层医院，并覆盖云南、贵州、新疆、西藏等西部省（区）。此外，该院持续推行医疗领域的信息技术革新，如"云胶片"服务可为患者提供移动端电子胶片下载服务。[1]

---

[1] 《这 10 家大医院，利用"互联网＋"做出了经典案例》，齐鲁晚报网站，2019 年 5 月 16日，https：//jrjn.qlwb.com.cn/detail/10184960。

（五）广东省广州市妇女儿童医疗中心

广州市妇女儿童医疗中心于 2018 年运行互联网医院，基于诊疗行为中的不同需求，从患者角度构建了基于互联网＋的患者服务平台，从护士角度构建了基于物联网的移动护理系统，从医生角度构建了智能结构化电子病历系统的一体化联动体系，并实现统一可视化监管。该院提供预约挂号、诊间结算、检查预约、报告查看和医护患一体化互动等服务，且支持支付宝、微信、银联等第三方支付方式。

新冠肺炎疫情防控时期，该院紧急成立新生儿护理门诊，为患者提供线上图文、视频、新生儿评估、新生儿常见生理现象识别和护理指导、喂养指导、皮肤护理、新型冠状病毒新生儿家庭防护指导及就医指导等服务。两个月内，广东省广州市妇女儿童医疗中心互联网医院共接诊患者 265 人次，95％的家长对线上护理门诊的服务评分超过 90 分。[1]

---

① 郭晓萍、张梅清：《新型冠状病毒流行期间互联网医院新生儿护理门诊在新生儿延续性护理中的作用》，《中国现代医药杂志》2020 年第 12 期。

B.10
2020年中部地区互联网医院发展报告

中国医学科学院医学信息研究所 *

摘　要：　我国中部地区在经济发展、医疗技术、人才聚集等方面的水平居于东部和西部地区之间。中部地区互联网医院数量远低于东部地区，主要集中在湖南和湖北两省，以省会城市的公立三级综合医院为主，大部分互联网医院的服务类型以问诊、常见病和慢性病的复诊、咨询、购药、挂号为主。中部地区互联网医院的发展仍然存在信息共享与安全性不足、服务价格和医保支付尚不完善、区域互联网医院和专科型互联网医院数量较少、对医生线上线下执业要求不统一等问题。

关键词：　中部地区　互联网医院　信息共享

根据《中国卫生健康统计年鉴》对地区的划分标准，中部地区包括山西、吉林、黑龙江、安徽、江西、河南、湖北、湖南8个省份。针对上述8个省份互联网医院的发展情况，梳理如下。

一　发展背景与政策环境

（一）现实背景

我国作为全世界最大的发展中国家，由于人口基数大、人口老龄化程度

---

* 执笔人：彭博，中国医学科学院医学信息研究所研究实习员，主要研究方向为卫生政策、医疗保障、基层卫生。

高、优质医疗资源下沉困难等①，"看病难，看病烦，就医繁，医疗资源配置不合理"等问题逐渐突出，为进一步深化供给侧结构性改革，缓解医疗卫生领域发展不平衡、不充分的矛盾，满足人民日益增长的多元化医疗卫生服务和健康需求，让群众能够在家门口享受优质的医疗卫生服务，真正提高群众就医的获得感，政府高度重视"互联网＋医疗健康"工作，不断提升公共服务均等化、普惠化、便捷化水平，鼓励依托互联网等技术优势，提高医疗健康服务质量和可及性。政府相继出台了相关指导意见和管理办法。因此，在市场需求和政策红利的共同驱动下，互联网医院快速发展。② 同时，我国通信技术和互联网技术的快速发展，尤其是5G通信技术的飞速发展，为互联网医院的发展提供了良好契机。③

最后，在新冠肺炎疫情防控中，国家卫健委鼓励利用"互联网＋医疗"技术，充分发挥信息化在辅助疫情研判、创新诊疗模式、提升服务效率等方面的支撑作用，在最大限度地利用医疗卫生资源、减少人群聚集和降低交叉感染风险方面发挥了巨大作用，并促进人们改变传统的就医模式和行为习惯，进一步推动了互联网医院的发展。④

（二）地方政策列举

为促进互联网医院发展，2018年，国务院办公厅发布了《关于促进"互联网＋医疗健康"发展的意见》，确定了互联网医疗的行业地位。中部各省陆续于2018年和2019年发布促进互联网医院和互联网医疗发展的相关文件（见表1）。

---

① 王晓琳、何晓俐、谭明英：《我国互联网医院服务模式分析》，《华西医学》2020年第12期。
② 《2020中国互联网医院发展研究报告》，健康界研究院，2020年1月6日，http：//zk. cn - healthcare. com/doc - show - 39773. html. 2020。
③ 《第45次〈中国互联网络发展状况统计报告〉》，中国互联网络信息中心网站，2020年4月28日，http：//www. cnnic. net. cn/hlwfzyj/hlwxzbg/hlwtjbg/202004/t20200428_ 70974. htm。
④ 《2020年中国互联网医疗行业市场分析：资本市场回归理性发展 商业模式有待清晰》，搜狐网，2020年3月5日，https：//www. sohu. com/a/377577603_ 114835；《一图看懂平安好医生业绩：疫情期间访问人次达到11亿》，"新浪财经"百家号，2020年2月12日，https：//baijiahao. baidu. com/s? id = 1658298035741040628&wfr = spider&for = pc。

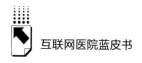

表1 中部省份关于互联网医院发展的相关政策文件

省份	政策名称	政策类型	时间
山西	《山西省卫生健康委员会关于做好互联网医疗服务工作的通知》	综合类	2019 年
山西	《山西省卫生健康委办公室关于印发山西省互联网医疗服务监管平台数据接入细则(试行)通知》	综合类	2019 年
吉林	《关于印发〈吉林省互联网医院管理办法(试行)〉的通知》	综合类	2020 年
吉林	《吉林省互联网医院管理办法(试行)征求意见稿》	综合类	2020 年
黑龙江	《关于修改〈互联网诊疗管理办法(试行)〉〈互联网医院管理办法(试行)〉有关表述的通知》	综合类	2018 年
安徽	《关于印发安徽省互联网医院管理办法(试行)的通知》	综合类	2019 年
江西	《江西省卫生健康委员会关于印发〈江西省互联网医院管理办法(试行)〉〈江西省互联网医院基本标准(试行)〉的通知》	综合类	2020 年
河南	《河南省人民政府办公厅〈关于促进"互联网 + 医疗健康"发展的实施意见〉》	综合类	2018 年
湖南	《湖南省卫生健康委 湖南省中医药管理局关于推动互联网医疗服务持续健康发展的通知》	综合类	2019 年
湖北	《省卫生计生委关于印发〈"互联网 + 医疗健康"便民惠民服务行动方案〉的通知》	综合类	2018 年

资料来源：各省卫生健康委等网站。

二 发展现状与特点

(一)供给规模

我们通过中部地区各省卫生健康委官网、医疗机构官网、医疗机构官微、互联网医院 App 平台等渠道检索梳理互联网医院相关信息,统计如下。截至 2020 年 12 月,中部地区共有 101 家互联网医院。从数量上看,互联网医院主要集中在两湖地区(湖北、湖南)。具体分布情况如下:互联网医院数量最多的省份是湖北省(25 家),其次是湖南省(23 家)、河南省(14家)、黑龙江省(13 家)、安徽省(12 家)、江西省(6 家),最少的是吉林省和山西省（4家）。从时间上看，中部地区首家开通互联诊疗的医院是黑龙江省的"佳木斯市妇幼保健院"，其于2015年10月上线；值得注意的是，湖南省、湖北省、山西省、吉林省和黑龙江省5个省份的互联网医院超过50%诞生于2020年。

各省互联网医院分布呈现如下特点。1. 主要集中于省会城市（合肥、哈尔滨、长春等地区），少数地级市也创办了互联网医院，但是，规模十分有限（仅有一两家），区县地区暂未创办互联网医院。2. 从实体医院的级别来看，中部地区互联网医院主要依托三级综合的实体医院设立。少数二级和基层医院设立了互联网医院，但规模十分有限。主要原因可能有：①三级医疗机构医疗资源相比二级及以下医疗机构优质数量更多，具备建立互联网医院的基本条件；包括医疗资源、医生资源、技术人员、较高的信息化水平、管理水平等，这是建设互联网医院的基础。②一些区域头部医疗机构担负"互联网＋医疗"的示范效应；互联网医院建设是为了推进分级诊疗，解决医疗资源分布不均的问题，因此三级及以上医疗机构对建立互联网医院的需求相对较弱，建设互联网医院更多是起示范作用，并向下输出医疗资源。①3. 从实体医院的类型来看，互联网医院所依托的实体医院以公立医院为主导，民营医院占比小于10%。此外，少数的专科医院也成立了互联网医院，其他类型的医疗机构暂时未成立互联网医院。综上，中部地区互联网医院主要集中于省会城市的公立三级综合医院，其他地区、其他类型的医疗机构还未普及。

（二）服务类型

中部地区大部分互联网医院的服务类型以问诊、常见病和慢性病的复诊、咨询、购药、挂号为主，例如，湖北省、湖南省的大部分医院仅开展了线上咨询、购药、复诊、挂号等服务，还不够完备；山西省的互联网医院仅

---

① 《2020中国互联网医院发展研究报告》，健康界研究院，2020年1月6日，http：//zk. cn - healthcare. com/doc - show - 39773. html. 2020。

提供咨询、购药、复诊等服务；一部分医院开展了监测、健康管理等服务。在医保支付方面，仅湖北省几家互联网医院（如武汉微医互联网医院、黄冈微医互联网医院）开通了医保在线支付，其他互联网医院尚未接入医保结算系统。数据显示，仅有少数的互联网医院提供了比较全面的服务，如长春中医药大学附属医院互联网医院、吉林大学中日联谊医院互联网医院。综上，中部地区互联网医院提供的服务还不够全面，仍需完善。

（三）服务模式

中部地区互联网医院的服务模式以实体医院类型为主，个别医院的服务模式是独立设置型。具体如下：湖北省、湖南省的互联网医院的服务模式基本上都是医院自建，山西省、吉林省、黑龙江省的互联网医院的服务模式以医院主导为主；而湖南陆通互联网医院、武汉微医互联网医院则是企业主导的服务模式。

黑龙江省医院智慧医院作为实体医院型互联网医院的典型代表，一直致力通过技术和医疗服务创新为患者提供更优质、更便利的互联网医院服务。作为全省第一批互联网医院，黑龙江省医院携手卓健科技、龙江传媒借助互联网平台和技术，构建了一体化预约、互联网医院、电子健康卡三大服务体系；微医作为独立设置型互联网医院的代表之一，恰好能弥补大医院医疗资源紧张、慢病管理资源不足的问题，能够针对慢病特性构建科普教育、检查复诊、用药管理、随访管理以及保险支付的一体化服务体系。[1]

（四）监管体系

目前，省级互联网医疗监管平台存在以下问题和难点：在信息互联互通方面，医疗机构与监管平台之间的信息联通尚不够充分，监管平台缺乏区域卫生信息平台、医务人员管理平台以及医疗业务应用系统的充分对接，制约

---

[1] 《从107家互联网医院数据，洞察服务创新模式以及未来发展路径》，健康界App，2020年2月4日，https：//www.cn - healthcare.com/article/20200204/wap - content - 529863.html。

了监管模式的作用发挥。在监管应用方面，各省基于国家印发的规范及要求细化了具体监管内容，但全国尚未出台统一的线上监管指标要求。在数据分析方面，多数监管平台数据分析功能尚不完善；同时，监管业务模型研究较少。在规范标准方面，涉及业务流程、服务范畴、权责划分、定价标准和收费标准等相关指南尚待建立和完善。

三　目前存在的问题

随着我国人口老龄化越来越明显，推进就医需求转变和医疗服务转型更为迫切，目前，"互联网＋医疗"服务已经逐步规模化，"互联网＋康复护理服务"逐步成为刚需，"互联网＋医养健康"成为深化服务的热土。虽然，互联网医院为患者就医带来了便捷，但也为医疗机构运营管理和患者信息安全等方面带来了一系列的问题与风险。

（一）互联网医院信息共享与安全问题

在信息共享方面，目前，各类机构和平台的医疗大数据的机构和接口尚未标准化，制约了数据在不同系统之间的联通共享和信息挖掘，在信息安全方面，依托互联网技术搭建的医疗大数据库可能存在信息泄露和被盗的风险，急需构建大数据库安全防火墙，完善信息安全保障体系。[1]

（二）服务价格和医保支付尚不完善

目前，线上诊疗的医保支付标准尚未完善，基本仿照实体医院收费标准制定，其中，远程医疗的诊疗收费标准尚存在争议。在医保支付方式方面，尚未形成相对成熟的医保支付方式。[2]

---

[1] 李隆威、王前强：《互联网医疗市场发展分析》，《现代医院》2020年第11期。
[2] 刘晶：《新形势下公立医院互联网医院发展的机遇与挑战》，《江苏卫生事业管理》2020年第11期。

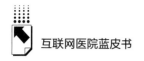
（三）中部地区互联网医院和专科型互联网医院数量较少

中部地区互联网医院以个体互联网医院为主。发展互联网医院的初衷是促进优质医疗资源的下沉，惠民利民。因而，发展互联网医院受益最大的应是县域内的基层医疗机构，基层医疗机构可以在互联网医院平台对接更多的专家资源。专科型互联网医院涉及心内科、肾脏科、骨科、内分泌科、精神科、皮肤科等专科领域，正是高血压、肾病、糖尿病、精神病、皮肤病等慢病所在科室。[①] 因此，更应该发挥县域内基层医院和专科医院在慢病管理、健康管理、大病康复、社区康复、老年养老等方面的优势，鼓励和支持基层医疗机构和专科医院成立互联网医院。

（四）对"复诊"的界定模糊，医生线上线下执业要求未统一

各地区对于互联网医院"复诊"定义的界定存在一定差异。国家卫健委在《互联网诊疗管理办法（试行）》中对"复诊"的表述如下："医疗机构在线开展部分常见病、慢性病复诊时，医师应当掌握患者病历资料，确定患者在实体医疗机构明确诊断为某种或某几种常见病、慢性病后，可以针对相同诊断进行复诊。"安徽省在《关于印发安徽省互联网医院管理办法（试行）的通知》中指出："'复诊'是指患者在实体医疗机构就诊后明确诊断为某种或某几种常见病、慢性病，互联网医院医师能够通过互联网信息手段获取并掌握患者如实提供的病历资料，针对相同诊断提供的诊疗服务。""复诊"的定义均涉及病人真实可靠的病历资料，但是对于提供互联网诊疗服务（复诊）的医生而言，如何判定患者病历的真实性、可靠性及病案质量，是否存在骗保、病历顶替等行为，有待解决。[②] 此外，对于复诊病历资料的时限、内容、来源等均未做出明确规定。

---

① 《从 107 家互联网医院数据，洞察服务创新模式以及未来发展路径》，健康界 App，2020 年 2 月 4 日，https：//www.cn－healthcare.com/article/20200204/wap－content－529863.html。

② 《2020 中国互联网医院发展研究报告》，健康界研究院，2020 年 1 月 6 日，http：//zk.cn－healthcare.com/doc－show－39773.html.2020。

《互联网医院管理办法（试行）》对医师线上执业做出了规定："互联网医院提供服务的医师，应当确保完成主要执业机构规定的诊疗工作。"随着实体医院上线互联网医院，医院更是希望医生在自家平台执业，而不希望医生入驻第三方互联网医疗平台。

四 未来前景与展望

（一）完善互联网诊疗服务的监管体系

完善互联网诊疗服务的监管体系，严格医生准入资质审核和人员管理，加强和规范诊前、诊中和诊后管理，强化信息安全、严格监管和问责制度。[①] 急需构建大数据库安全防火墙，完善信息安全保障体系。[②]

（二）健全互联网诊疗收费标准，完善电子医保制度

建议政府部门制定互联网诊疗的业务形式、业务规范和与服务项目相关的行业规范和质量标准。[③] 建立全国相对统一的费用分担支付机制和支付政策，完善互联网诊疗收费和报销标准。促进商业医保与互联网医疗的深度融合，进一步减轻患者经济负担。[④]

（三）规划设立区域型和专科型互联网医院

加强中部地区互联网医院业务的拓展，进一步发挥互联网医院在提高医疗资源可及性等方面的优势。实行线上分级诊疗制度，发挥三级医院在疾病诊疗上的优势，建立县域互联网医疗共同体，促进三级医院的优质医疗资源

[①] 王皖琳、何晓俐、谭明英：《我国互联网医院服务模式分析》，《华西医学》2020年第12期。
[②] 李隆威、王前强：《互联网医疗市场发展分析》，《现代医院》2020年第11期。
[③] 刘晶：《新形势下公立医院互联网医院发展的机遇与挑战》，《江苏卫生事业管理》2020年第11期。
[④] 王皖琳、何晓俐、谭明英：《我国互联网医院服务模式分析》，《华西医学》2020年第12期。

下沉到县级①；县级互联网医院通过开展家庭医生签约服务，为慢性病患者提供有针对性的复诊、健康管理、康复、养老等服务，患者还可通过穿戴智能设备，实时监测健康指标并做出预警。此外，还应发挥专科医院在心血管疾病、糖尿病、肾病等方面的诊疗和管理优势，为该类患者提供个性化的"治疗＋康复＋护理"方案。未来，还可探索"互联网＋中医"的互联网医疗模式。

（四）进一步明确"复诊"等核心概念，制定医生线上线下执业规范

制定互联网医院常见病、慢性病病种目录。国家制定详细的有关常见病、慢性病复诊的界定办法，即明确"复诊"的详细定义。包括复诊所需病历资料的类型、时间限制、来源以及互联网医院间病历如何互认等具体内容。此外，由于实体医院的严格管理，医生入驻第三方平台存在一定限制，因而，亟须制定相应规则以平衡医生执业平台的分配。

五　区域典型案例

（一）郑州大学五附院互联网医院

郑州大学五附院互联网医院成立于 2015 年 11 月，由郑州大学五附院与郑州大学互联网医疗与健康服务协同创新中心合作建设，是河南省三甲医院中较早面向社区卫生服务中心、乡镇卫生院、村卫生室等基层医疗机构的互联网医疗与健康服务共享平台，目前已布点至西平、泌阳、清丰等 39 个县，200 个乡镇卫生院、村卫生室，全省覆盖率高达 89%。该互联网医院操作简易、部署方便，非常适合向最基层医疗机构推广，先后受到省、部级领导的高度赞扬。截至目前，已通过远程心电图会诊，及时诊断并成功救治了 79 例来自基层乡村的心肌梗死患者。同时，医院积极为互联网医院布点机构开

---

① 王亮等：《县域医共体互联网医院建设及运营模式探索》，《智慧健康》2020 年第 30 期。

展现场义诊活动，全力打造"线上到线下，线下到病房"的一体化诊疗方案，让广大基层老百姓不出家门就能享受省级医院优质的医疗服务。①

（二）安徽省立医院共建互联网医院

发展过程：2019 年 12 月 12 日，安徽省举行首批互联网医院授牌暨互联网医疗监管平台和质控中心揭牌仪式，安徽省立医院（中国科技大学附属第一医院）作为安徽首批 5 家互联网医院之一，以实体医院为主体，依托腾讯的人工智能、大数据、云计算、区块链等技术优势，构建线上线下一体化的服务体系，患者足不出户即能享受优质医疗资源。此外，全省互联网医疗监管平台也于同日上线，保障与规范互联网诊疗服务质量和安全。

服务模式：作为首批上线的互联网医院，安徽省立医院互联网医院已实现问诊、预问诊、病历查询、在线处方及药品配送等功能，为患者提供诊前、诊中、诊后的线上医疗健康服务。患者可通过点击进入"互联网医院"，领取或使用电子健康卡，在家享受三甲医院的就诊服务。其优势为，在助力互联网医院的建设上，腾讯以"一横一纵"为核心目标。其中，"一横"是指横向打通"互联网医院＋健康管理"线上线下全闭环场景，拓宽医院服务半径；"一纵"是通过推动医疗资源上下贯通，实现信息互通共享、业务高效协同，推进"基层检查、上级诊断"，推动构建有序的分级诊疗格局。基于核心目标，腾讯构建了以"连接、智能、安全、生态"为四大优势的互联网医院功能。一是连接，通过微信公众号、小程序入口、微信支付、微信电子健康卡、基于区块链的处方流转和医联体信息互联互通，助力互联网医院实现人、数据、诊疗服务的高效连接。二是智能，通过腾讯觅影的智能导诊分诊、智能预问诊、智能审方等功能模块，助力互联网诊疗智能化，提高医院、医生的诊疗水平和诊疗效率，提升患者就医效率和体验。三是安全，基于腾讯人脸核验身份信息、区块链等保障处方

---

① 《互联互通　惠及民生——郑州大学五附院互联网医院建设经验被评为"河南医改典型案例"受到表彰》，郑州大学第五附属医院医院网站，2019 年 12 月 3 日，http：//www.ztzy.com/NewsDetail-3965.html。

及数据安全、全方位信息系统安全等技术优势，为互联网诊疗安全开展保驾护航。以区块链技术为例，一方面，实现了电子处方的安全流转、全流程可追溯；另一方面，与电子健康卡相结合为医疗机构提供了快速安全的信息渠道，实现医疗健康信息互联互通。四是生态，基于微信生态、腾讯云生态，为互联网诊疗开展提供生态保障，推动共建共享，促进优质医疗资源的有效流动，提升区域医疗服务水平。①

建设成果：截至 2020 年 7 月 20 日，安徽省立医院的智慧医院将 5G 技术充分引入建设中，实现了医院各类移动场景的信息化应用。随着各项试点应用的推进，有效改善患者的就医体验，提升医院运营效率。利用 5G 信号的高速传输特性，合肥电信配合安徽省立医院院内原有系统进行改造与升级，实现了在移动环境下的医疗、护理、管理、后勤、患者服务等各个方面的试点应用。试点涉及无线输液监控、生命体征监测、无线体温采集、病房环境监测、无线冷链管理、设备能效监测、移动资产定位、就医时间采集、患者行为管理、医疗废弃物管理等多个应用，大幅提升了医院的管理水平，实现了医院运营的智慧化，提升了患者及家属的就医体验。②

（三）湖北省武汉微医互联网医院

为防控新冠肺炎疫情和满足医疗卫生服务需求，2020 年 2 月 5 日，国务院发文强调要充分发挥互联网医院的独特优势，鼓励在线开展部分常见病、慢性病复诊及药品配送服务，降低其他患者线下就诊交叉感染风险。为落实国家、湖北省和武汉市关于加强新冠肺炎疫情防控工作的决策部署，切实保障参保人员的就医和购药需求，2020 年 2 月 23 日，武汉市医疗保障局发文支持将"互联网＋"医疗服务纳入医保支付。2020 年 2 月 26 日，武汉市医疗保障局为微医互联网总医院开通医保支付功能，成为武汉首家被纳入

---

① 《腾讯携安徽省立医院共建互联网医院　看病开药不出门》，腾讯网，2019 年 12 月 20 日，https：//tech. qq. com/a/20191220/013800. htm。
② 《中国电信合肥分公司 5G 技术创新开启"智慧医院"新模式》，网易手机网，2020 年 7 月 6 日，https：//3g. 163. com/local/article/FGS3IRLO04079BLI. html。

医保支付的平台型互联网医院。

自此，武汉微医互联网医院先后开通了医保 10 种重症慢病（高血压、糖尿病、慢性重症肝炎肝硬化、帕金森病、肾移植术后、恶性肿瘤、乙肝抗病毒治疗、丙肝抗病毒治疗、慢阻肺Ⅲ级以上、冠脉介入术后）复诊、常见病和慢性病自费复诊、精神心理科便民门诊等创新服务。武汉数万患者少出门甚至不出门就能获得医疗保障，享受从线上诊疗、处方流转到定点药店、在线支付和送药上门的一站式服务，可大大降低线下就医和购药发生交叉感染的风险。此外，对于感冒、咳嗽等常见病轻症患者，微医互联网总医院继续提供免费的图文、电话和视频咨询问诊服务。

同时，在抗击新冠肺炎疫情中，中医药深度介入、全程救治，发挥了不可或缺的作用。中医药经历数千年的传承，不仅在防治瘟病方面拥有丰富经验，在常见病和慢性病的预防、治疗、康复上也具有独特优势。为方便患者复诊、开中药，2020 年 3 月 26 日，武汉微医互联网医院上线"国医馆"专区，武汉用户尤其行动不便的中老年患者，足不出户，用手机或电脑就能享受线上复诊、中药处方外配、在线支付、中药代煎、药品配送到家等便捷服务。

B.11
2020年西部地区互联网医院发展报告

中国医学科学院医学信息研究所*

摘　要：　我国西部地区存在卫生资源密度偏低、医疗服务利用率不高、就医距离较远等特点。相较于中东部地区，西部地区在单位人口卫生资源充足，单位面积卫生资源不足的情况下，发展互联网医院对提高卫生资源利用效率、群众就医可及性有重要意义。在建设进度上，西部地区除了宁夏回族自治区，基本滞后于中东部地区；在建设过程中，也存在医保对互联网医院的政策支持不够、西部地区居民对互联网诊疗的操作熟练度欠缺、互联网医院的运营能力不足等问题。

关键词：　西部地区　互联网医院　卫生资源

一　发展背景与政策

（一）西部地区医疗资源和服务利用的特点

2009年以来，我国医疗卫生事业取得了一定成就，但仍存在医疗卫生资源配置不均衡、服务利用不充分等问题，东、中、西部地区各有特点，如西部地区存在卫生资源密度偏低、医疗服务利用率不高、人口密度小、就医

---

* 执笔人：郑见立，中国医学科学院医学信息研究所助理研究员，主要研究方向为卫生信息标准、基层卫生信息化。

距离较远等特点。

1. 西部地区卫生资源密度偏低

根据《2020 中国卫生健康统计年鉴》[①] 数据，单位面积医疗机构数和三级医院数均呈现从东部向西部递减的趋势，区域差异较大。东部、中部、西部每平方千米医疗机构数分别为 0.36 家、0.19 家、0.05 家；每千平方千米三级医院数分别为 1.03 家、0.36 家、0.10 家；每千人口卫生技术人员数分别为 7.60 名、6.61 名、7.38 名；每千人口医疗机构床位数分别为 5.78 张、6.44 张、6.84 张。从单位人口卫生技术人员和床位数来看，东中西差异不大，并且西部地区偏多。综合人口数量、土地面积两方面因素，各类医疗资源卫生资源密度指数（Health Resources Density Index，HRDI）均呈现从东部向西部依次递减的趋势。[②]

2. 西部地区医疗服务利用率不高

从医疗机构平均住院日、医师日均负担诊疗人次和住院床日、病床使用率、门急诊人次、出院人数等服务利用类指标来看，西部地区医疗服务利用率明显低于东部地区。

3. 西部地区人口密度小，就医距离较远

根据《2020 中国卫生健康统计年鉴》数据，中国平均人口密度为每平方公里 145.5 人，东部、中部、西部分别为 551.2 人、261.6 人、55.5 人，西部地区人口密度远低于东部和中部。在西部地区内部也存在显著差异，人口密度较高的省市为重庆、贵州、陕西，分别为 379.6 人、205.9 人、188.5 人，人口密度低于 100 人的有 5 个省（区）：西藏、青海、新疆、内蒙古、甘肃，分别为 2.9 人、8.4 人、15.2 人、21.5 人、58.3 人。

根据《全国第六次卫生服务统计调查报告》，2018 年有 89.9% 的家庭能在 15 分钟以内到达最近医疗点，特别是西部农村地区，15 分钟内到达最近医疗点的家庭占比从 2013 年的 69.1% 提高到 2018 年的 82.6%。不过，调查的西

---

① 《2020 中国卫生健康统计年鉴》，中国协和医科大学出版社，2020。
② 方勇等：《卫生人力资源密度指数研究》，《中国卫生事业管理》2000 年第 4 期。

部农村地区需要 30 分钟以上的家庭占比为 3.2%。从以上数据可以看出，近几年，西部地区，特别是西部农村地区的居民到医疗点的可及性得到了有效的提高，但与东、中部地区相比还是存在差距，需要说明的是此处的医疗点在西部农村地区可能仅指最基本的卫生站。有研究表明，农村居民会随着离乡镇卫生院、县医院等医疗点距离的增加，而降低去该医疗点就诊的概率，大约每增加 1 千米会降低 2% 的就诊概率。[1] 因此西部地区人口密度小，居民到医疗机构的就诊距离较远，在一定程度上制约了居民的就医需求。

综上所述，西部地区在人均享有医疗资源（卫生技术人员和床位数）方面，与东、中部地区没有明显差异，但由于西部地区地域辽阔，单位面积医疗机构数较少，特别是西部农村山区，交通不便，到医疗机构就诊存在不便利。因此，西部地区居民特别是农村地区居民，对互联网医院需求显著。

（二）现实背景

首先，我国作为全世界最大的发展中国家，由于人口基数大、人口老龄化程度高、优质医疗资源下沉困难等[2]，"看病难，看病烦，就医繁，医疗资源配置不合理"等问题逐渐突出，为缓解我国当前医疗卫生事业发展不充分、不平衡的矛盾，满足居民持续增长的多样化、个性化、差异化的医疗健康需求，真正提高居民就医的满意度和获得感，让群众在家门口就能享受优质医疗服务，政府不断提升公共服务均等化、普惠化、便捷化水平，鼓励依托互联网等技术优势，提高医疗健康服务质量和可及性。我国西部地区地广人稀，农村地区交通不便、优质医疗资源总量和人均量都低于中东部地区，医疗服务的覆盖率和可及性不足，使得西部地区需要通过以省内公立医院为主导的互联网医院解决省内的医疗资源不均衡问题，通过以企业为主导的互联网医院解决省际的医疗资源不均衡问题。政府相继出台了《关于促进"互联网＋医疗健康"发展的意见》《关于印发互联网诊疗管理办法（试

---

① 李玲、王健、袁嘉：《医院距离对农村地区居民住院需求的影响：一个离散选择模型的应用》，《中国卫生经济》2014 年第 1 期。

② 王晓琳、何晓俐、谭明英：《我国互联网医院服务模式分析》，《华西医学》2020 年第 12 期。

行）等 3 个文件的通知》等政策文件。因此，在市场需求和政策红利的共同驱动下，互联网医院快速发展。

此外，我国信息通信和互联网技术的发展，尤其是 5G 通信技术的飞速发展也为互联网医院的发展提供了良好契机。[①]

最后，在新冠肺炎疫情的防控中，互联网诊疗服务突破了医患的空间限制，减少了人群聚集，降低了交叉感染风险，并极大提高了医疗资源的利用效率。2020 年 2 月 4 日，国家卫健委发布了《在疫情防控中做好互联网诊疗咨询服务工作的通知》《关于加强信息化支撑新型冠状病毒感染的肺炎疫情防控工作的通知》等文件，鼓励充分发挥信息化在辅助疫情研判、创新诊疗模式、提升服务效率等方面的支撑作用，由此，改变了传统的单一线下就医模式，极大地促进了互联网医院的发展。

（三）地方政策列举

继国家于 2018 年出台关于"互联网 + 医疗健康"和互联网医院等的相关文件之后，西部各省（区、市）相继出台了本地区对互联网医院发展进行规范的政策文件。作为全国互联网医院建设的先行者，宁夏回族自治区从2016 年就开始探索建设互联网医院，并出台了相应的政策文件（见表 1）。

表 1　西部地区关于互联网医院的相关政策文件

省（区、市）	政策名称	政策类型	时间
四川省	《关于进一步做好互联网医院和互联网诊疗相关工作的通知》	综合类	2019 年
	《四川省互联网诊疗管理规范(试行)》	综合类	2020 年
贵州省	《省深化医药卫生体制改革领导小组关于促进"互联网 + 医疗健康"发展的实施意见》	综合类	2019 年
云南省	《云南省人民政府办公厅关于促进"互联网 + 医疗健康"发展的实施意见》	综合类	2019 年
	《云南省卫生健康委关于〈云南省互联网医院设置管理办法(试行)(征求意见稿)〉公开征求意见的公告》	综合类	2020 年

---

① 《第 45 次〈中国互联网络发展状况统计报告〉》，中国互联网络信息中心网站，2020 年 4 月 28 日，http：//www.cnnic.net.cn/hlwfzyj/hlwxzbg/hlwtjbg/202004/t20200428_ 70974.htm。

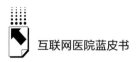
续表

省(区、市)	政策名称	政策类型	时间
陕西省	《陕西省人民政府办公厅关于促进"互联网＋医疗健康"发展的实施意见》	综合类	2019 年
	《陕西省卫生健康委办公室关于进一步加强互联网医疗服务发展和规范管理的通知》	综合类	2020 年
青海省	《关于青海省促进"互联网＋医疗健康"发展的实施意见》	综合类	2019 年
	《关于完善"互联网＋"医疗服务收费政策有关事项的通知》	医保类	2019 年
	《关于转发互联网诊疗管理办法(试行)等 3 个文件的通知》	综合类	2019 年
宁夏回族自治区	《自治区卫生健康委关于印发〈宁夏回族自治区互联网医院管理实施办法(试行)〉的通知》	综合类	2019 年
	《自治区卫生健康委关于同意将银川市互联网医院监管平台上升为自治区互联网医院医疗服务监管平台的批复》	监管类	2018 年
	《关于印发〈银川互联网医院管理工作制度〉的通知》	管理类	2016 年
	《关于印发〈银川互联网医疗机构监督管理制度〉的通知》	管理类	2016 年
	《关于印发〈互联网医院管理办法〉的通知》	综合类	2016 年
	《关于印发〈互联网医院执业医师准入及评级制度〉的通知》	监管类	2017 年
	《银川市互联网医院管理办法实施细则(试行)》	综合类	2017 年
	《银川市互联网医院数据安全保密管理制度》	信息类	2017 年
	《银川市互联网医院医疗风险防范管理办法(试行)》	管理类	2017 年
	《银川市互联网医院医疗保险个人账户及门诊统筹管理办法(试行)》	医保类	2017 年
	《银川互联网医院投诉管理办法(试行)》	管理类	2017 年
	《银川市互联网医疗保险基金安全管控办法(试行)〉》	信息类	2017 年
	《银川市人力资源与社会保障局关于我市互联网医院网上门诊统筹医疗保险有关问题的通知》	医保类	2018 年
	《银川市人民政府办公室关于印发〈银川市医疗保险门诊大病互联网医院管理服务办法(试行)〉的通知》	医保类	2019 年
	《关于调整互联网医院基本医疗保险相关政策的通知》	医保类	2020 年
	《银川市互联网诊疗服务规范(试行)》	管理类	2020 年
重庆市	《重庆市人民政府办公厅关于印发〈重庆市加快"互联网＋医疗健康"发展行动计划(2018—2020 年)〉的通知》	综合类	2018 年
	《关于开展互联网医院试点工作的通知》	综合类	2019 年
	《关于印发〈重庆市深入开展"互联网＋医疗健康"便民惠民服务行动方案〉的通知》	综合类	2019 年
甘肃省	《关于印发〈甘肃省互联网医院管理办法(试行)〉等 3 个文件的通知》	综合类	2019 年

省(区、市)	政策名称	政策类型	时间
广西壮族自治区	《广西壮族自治区人民政府办公厅关于印发〈广西促进"互联网+医疗健康"发展实施方案〉的通知》	综合类	2018年
新疆维吾尔自治区	《关于进一步做好自治区互联网医疗服务管理工作的通知》	综合类	2020年

资料来源：各地区人民政府、卫生健康委等网站。

二 发展现状与特点

（一）供给规模

据不完全统计，截至2020年12月，西部地区共有169家互联网医院。从数量上看，互联网医院主要集中在宁夏回族自治区、四川省、陕西省（陕西目前还是以"互联网诊疗"进行表述）。具体分布情况如下：互联网医院数量最多的省（区、市）是宁夏回族自治区（69个），其次是四川省（29个）、陕西省（19个）、重庆市（15个）、新疆维吾尔自治区（10个）、内蒙古自治区（8个）、云南省（6个）、甘肃省（6个）、广西壮族自治区（4个），最少的是贵州省（2个）和青海省（1个）。从时间上看，西部地区首家开通互联诊疗的医院是四川省的"川大华西妇女儿童互联网医院"，其于2016年12月上线；值得注意的是，西部地区各个省（区、市）的互联网医院超过50%诞生于2020年。

资料显示，西部地区各省的互联网医院分布呈现如下特点。第一，广西壮族自治区、陕西省、宁夏回族自治区、重庆市等省（区、市）的互联网医院主要集中于省会城市（南宁市、西安市、银川市等地区），四川省等省（区、市）的地级市也创办了互联网医院，除了内蒙古自治区，其他省（区、市）的区县地区暂未创办互联网医院。第二，从实体医院的级别来看，西部地区互联网医院主要依托"三级综合"医院设立。少数二级和基层医院开展了互联网医院，但规模十分有限。主要原因可能有：①三级医疗机构医疗资源相比二级及以下医疗机构更优质数量更多，具备建立互联网医院的基本条件；包括医疗资源、医生资源、技术人员、较高的信息化水平、管理水平等，这是建设互联网医院的基础。②一些区域头部医疗机构担负"互联网＋医疗"的示范效应；互联网医院建设是为了推进分级诊疗，解决医疗资源分布不均的问题，因此三级医疗机构对建立互联网医院的需求相对较弱，建设互联网医院更多的是起示范作用，并向下输出医疗资源。① 第三，从实体医院的类型来看，互联网医院所依托的实体医院以公立医院为主导，民营医院占比小于10％。

此外，部分专科医院也成立了互联网医院，主要为儿童、妇产、心血管疾病、肿瘤等专科医院。综上，西部地区互联网医院主要集中于省会城市的公立三级综合医院，虽然其他地区、其他类型的医疗机构也成立了互联网医院，但是规模和数量十分有限。

（二）服务类型

据不完全统计，西部地区大部分互联网医院的服务类型与中部地区较相似：以问诊、常见病和慢性病的复诊、购药、挂号为主，例如，四川省、宁夏回族自治区等的大部分医院仅开展了线上咨询、购药、复诊、挂号等服务，没有与智慧医疗、线上线下等深度融合；少数省份的少数医院开展了监测、健康管理等服务，如广西医科大一附院互联网医院除了基本的功能外，还有 AI 导诊、智能预问诊、报告解读、智能用药指导、候诊查询等功能，形成了线上线下的深度融合。在医保方面，西部地区的绝大部分互联网医院暂未开通医保在线支付服务。综上，西部地区互联网医院提供的服务还不够全面，仍需完善。如学者调研发现，贵州省有 18 家医疗机构开展了常见病、慢性病在线复诊服务，仅 5％ 的互联网医疗机构开展了药品配送等深层次互联网医疗服务。②

---

① 《2020 中国互联网医院发展研究报告》，健康界研究院，2020 年 1 月 6 日，http：//zk. cn - healthcare. com/doc - show - 39773. html. 2020。

② 王帅等：《贵州省互联网＋医疗健康应用状况调查》，《医学信息》2020 年第 21 期。

（三）服务模式

据不完全统计，西部地区互联网医院的服务模式以实体医院型为主，个别医院的服务模式是独立设置型。具体如下：陕西省、四川省、内蒙古等地区的互联网医院均以医院自建的服务模式为主；而宁夏回族自治区的互联网医院多为企业主导型，当地政府对企业开办互联网医院持较开放的态度；陕西省以导航的方式提供了统一的互联网医院入口，多家医院采用同一个互联网医院产品。

（四）监管体系

2020年8月，宁夏回族自治区银川市卫生健康委印发了《银川市互联网诊疗服务规范（试行）》，这是全国首个互联网诊疗服务规范，从医院和医生行为规范、药事服务、医疗质量、病历规范以及信息安全等方面对银川市互联网诊疗服务规范做了细致和全面的规定。[①]

贵州省约20%的医疗机构没有完全实现患者及医护人员的实名认证，20%的互联网医院信息系统通过了网络安全等级测评，不足半数的医疗机构开展了患者在线满意度调查。[②]

目前，省级互联网医疗监管平台大多存在以下问题和难点：在业务协同方面，省级监管平台缺乏与医师、护士注册系统和各级全民健康保障信息平台等周边信息系统的互联互通，与分级诊疗等业务协同系统对接也不够充分；在医疗业务监管方面，各省基于国家规范性文件进行了细化，但国家层面尚未发布指导性的在线监管指标；在数据的分析应用方面，监管平台普遍存在数据利用不充分的情况，平台分析能力亟须提升；在标准规范制定方面，互联网诊疗方面的标准不断完善，但诊疗范围、服务项目、收费标准、

① 《〈银川市互联网诊疗服务规范（试行）〉政策解读》，银川市人民政府网站，2020年8月22日，http：//www.yinchuan.gov.cn/xxgk/bmxxgkml/swjw/xxgkml _ 2361/zcjd _ 2370/202011/t20201126_ 2377456.html。

② 王帅等：《贵州省互联网+医疗健康应用状况调查》，《医学信息》2020年第21期。

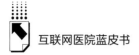

业务流程、责任划分等尚未明确，平台架构、接口调用、数据分析和个人信息脱敏等缺乏行业指南和指引[①]。

调研发现，平台建设需求主要包括以下四个方面。一是准入审批。对互联网医院准入资格、医务人员、诊疗项目、科室等进行准入事前监管。二是业务监管。包括对提供服务的医生护士、药师等身份资格进行监管，以及对诊疗的范围进行监管。三是决策支持。对辖区内提供互联网诊疗的机构、医务人员、服务量等进行分析，辅助决策。四是满意度评价，为患者提供对互联网医疗服务满意度的在线评价。

（五）需求利用

截至 2020 年 12 月，四川省累计提供网络咨询 78 万次，网络复诊 13.7万人次，开具电子处分 4.1 万单。2019 年线下年门诊量为 5.31 亿人次。

截至 2020 年 12 月，宁夏在"智慧互联网医院"中注册备案的医生为6.4 万名，累计接诊宁夏患者 2.35 万例。宁夏将电子健康码作为患者唯一标识，依托"卫生云"健康信息平台，推行在线问诊、远程会诊、诊间结算等应用，让"数据多跑路，群众少跑腿"，提升居民获得感。

截至 2020 年 12 月 31 日，内蒙古医科大学附属医院互联网医院使用用户累计超过 84 万人，挂号人次超过 189 万，交易次数超过 332 万，交易金额超过 3.6 亿元。同时，该院在线咨询服务产生订单 112151 笔，服务来自全国 10 多个省份约 10 万人次。在金蝶医疗运营团队的合作基础上，医院已开展 30 多场公益直播，普及近视、糖尿病、高血压、妇科等多种常见病、慢性病的诱因、治疗、预防等，为患者在线解答相关提问并予以科学可行的预防治疗建议，目前每场直播平均累计在线人数 7000 多人次。

（六）中医、民族医学的互联网医疗服务探索

我国是个多民族国家，特别在西部地区，少数民族更为普遍，很多少数

---

① 周光华、徐向东、吴士勇：《省域互联网医院监管平台需求分析及功能设计》，《中国卫生信息管理杂志》2020 年第 6 期。

民族地区形成了当地有特色的民族医学，是我国文化的瑰宝。利用互联网技术，以互联网医院的方式使更多的群众享受到民族医学的医疗服务，很多西部省（区、市）进行了积极的探索。如内蒙古、陕西、重庆、广西、宁夏等均开展了相关的服务。

内蒙古自治区国际蒙医医院互联网医院于2021年1月试运营，标志着全国首家蒙医互联网医院在内蒙古上线。该医院以线下实体医院为依托，建设蒙医互联网医院，是民族医医疗服务的一次创新，为传统蒙医药学增添了新活力。下一步，蒙医互联网医院将持续探索民族医医疗服务发展的新模式，满足人民群众多样化、多层次的健康需求。

三　目前存在的问题

（一）核心定义有待进一步明确

国家3个规范文件对互联网医院的诊疗范围的界定不够明确，还需进一步明晰。如关于复诊的界定，可从多个角度去看待，常见病、慢性病复诊有更广泛的描述空间。互联网诊疗之所以仅限于复诊，主要就是出于医疗安全的考虑，概念不清晰将会影响行业的长期规范发展。

（二）互联网医院广度和深度不够

独立设置型的互联网医院主要提供部分常见病、慢性病的复诊和健康咨询，医疗核心业务涉及较少；实体医院型的互联网医院则以三级医院为主，存在运营成本高、辐射范围有限、区域协同不足等问题，针对此问题，四川大学华西医院已提出构建互联网医联体运营中心[①]的思路。实体医院型互联网医院还存在线上线下融合度不够等问题，目前大部分互联网医院仅提供最基础的复诊服务，与院前、院中、院后及线下的衔接还不足。

---

① 丁宁等：《我国互联网医院建设现状及发展路径选择》，《中华医院管理杂志》2020年第1期。

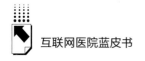

（三）难以平衡医生在自家平台和第三方平台执业

对互联网医院的医师、护士和药师的注册、诊疗行为的规范、患者隐私信息的保护等方面的管理还不够规范。尽管医生多点执业政策已开放多年，但在现实中，大多实体医院并不希望医生入驻第三方平台执业，而且很多医师的线下诊疗工作量很大，很难有额外的时间开展在线诊疗。① 这一现象在 2020 年实体医院加快互联网医院建设步伐后更为明显。如何平衡医生在自家平台和第三方平台执业，急需管理细则做进一步平衡。医生工作繁忙，但精力有限，到第三方平台线上执业是否影响主要执业机构的工作，很难有统一的标准界定，医院大多不愿意医生到第三方平台服务；加之新冠肺炎疫情下更多的实体医院上线互联网医院，医院更是希望医生在自家平台执业。主管部门还需制定细则，对医生执业平台的分配做进一步平衡。

（四）诊疗服务价格和医保支付仍需完善

西部地区的大部分互联网医院暂未开通医保支付服务。各地出台政策显示，各地互联网复诊收费标准和报销标准均有差异。例如：甘肃复诊最高限价为 12 元，宁夏 A 类限价为 6 元、B 类为 5 元、C 类为 4 元，云南复诊限价一类价为 15 元、二类价为 12 元、三类价为 9 元，内蒙古复诊限价为三级医疗机构为 5 元、二级医疗机构为 3 元，重庆复诊限价三级医疗机构为 15元、二级医疗机构为 9 元、一级医疗机构为 6 元，医保支付三级医疗机构为 10 元、二级为 7 元、一级为 5 元；四川省复诊限价为三甲医院为 30 元、三乙医院为 26 元、二甲医院为 22 元、二乙医院为 18 元。

西部地区居民通过省外互联网医院就诊，在目前的医疗保障体系下是不能够报销的。

---

① 杜学鹏、吴晓丹、贾宏明：《互联网医院发展的问题识别与对策》，《卫生经济研究》2021 年第 1 期。

（五）西部农村地区居民智能手机操作熟练度较低

互联网医院的运行，需要医生和患者通过移动互联网的方式在手机移动终端进行操作，实施医疗服务。西部地区，特别是农村地区居民文化程度较低，对智能手机操作熟练度不高，会在一定程度上制约互联网医院的发展。未来，互联网医院发展到基层医疗机构，基层医生也会面对类似操作的问题。

四　未来前景与展望

（一）把握国家政策方向，做大做强互联网医院

将建设和发展互联网医院与医联体、分级诊疗、家庭医生签约、智慧医院建设等医疗卫生政策融合，并在各级政府的卫生健康发展规划中予以体现，在制度上保证互联网医院的长远健康发展。实体型互联网医院可开展与医联体内医疗机构、医药和物流的合作；独立设置型互联网医院应借助运营管理和自身技术的优势，形成"医、药、检、险"的闭环。同时，实体医院和互联网企业应与基层医疗机构积极开展合作，顺应未来互联网医院的发展趋势，落实"预防为主、医防融合"的国家政策。

（二）强化互联网医院运营管理

互联网医院的运营主体应严格医生、药师线上准入，规范诊疗行为和处方审核，实现线下药品配送可追溯，明确各方权责利益归属，加强患者信息管理。利用信息化技术，实现互联网医院与院内信息系统同步[①]，线上线下紧密融合，为患者提供全方位、全周期的医疗服务。

实体医院型互联网医院由于人员和运营经验的缺乏，很难独自承担互联

---

① 刘隆熙：《互联网医院线上诊疗与线下诊疗同步实现思路》，《电脑知识与技术》（学术版）2020年第30期。

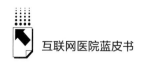

网医院的运营工作，互联网医院发展的后期，可能将运营功能独立出来，交给专业的第三方企业管理，或者以区域为范围，政府统筹管理。

（三）合理设置互联网诊疗收费标准，完善电子医保制度

一方面，政府部门制定互联网诊疗的业务形式、业务规范和服务项目相关的行业规范和质量标准[①]；另一方面，完善医保对互联网诊疗的在线支付政策，健全互联网诊疗收费和报销标准。鼓励商业保险公司推出、完善适合互联网诊疗的商业医疗保险产品，满足市场多样化、多层次的需求。[②]

五　区域典型案例

（一）贵州锦屏医共体互联网医院

贵州锦屏医共体互联网医院始建于 2017 年。在县委县政府的直接领导下，以锦屏县人民医院为牵头主体，实现县乡一体化业务协同，推行临床路径管理，实现医保资源统筹，在节约医保资源的同时建立医务人员激励机制，提升百姓获得感。截至 2019 年 5 月，通过医共体互联网医院的建设，锦屏医联体互联网医院已连接县域内 18 家医疗机构、23 万锦屏县居民的健康数据，开展了锦屏院士工作站、互联网医院、远程会诊中心、影像中心、超声中心、家庭医生签约等医疗业务。全面提升县域内的医疗服务水平，县内就诊率达 86%，同比提高了 8%，有效控制了医保资金的外流。

（二）宁夏回族自治区银川市第一人民医院

2016 年以来，宁夏回族自治区银川市第一人民医院积极探索，利用宁夏"互联网＋医疗健康"的示范区优势，形成"一个平台、一套机制、七

---

① 刘晶：《新形势下公立医院互联网医院发展的机遇与挑战》，《江苏卫生事业管理》2020 年第 11 期。

② 王晥琳、何晓俐、谭明英：《我国互联网医院服务模式分析》，《华西医学》2020 年第 12 期。

大应用"的低成本、可复制的银川模式，提升欠发达地区的医疗服务能力，提高群众获得感和满意度。在银川市出台的大量"互联网＋医疗健康"的配套政策背景下，银川市第一医院通过电子健康码、数据中心、线上一体化平台，实现了线上门诊、便民服务、远程医疗、健康管理等七大应用的建设。搭建银川健康广场，统筹医疗资源，优化就医流程；建设处方审核流转中心，药事服务实现从供应端到患者端的全流程管理，提升就医买药体验；通过"在线门诊"实现常见病留基层；开展慢病管理，医养结合，建设线上线下一体化服务体系，探索大健康发展路径。

（三）广西医科大一附院互联网医院

2020年9月10日上午，广西医科大学第一附属医院成为广西首批拥有互联网医院牌照的公立医院。并同时上线"广西医科大一附院互联网医院"2.0版（以下简称"互联网医院"）。目前，互联网医院平稳运行，在线诊疗、处方开具、在线取药等功能已形成闭环。据统计，在线诊疗共有805位医生上线参与，完成问诊超10万人次。除此之外，互联网医院还新增有AI导诊、智能预问诊、报告解读、智能用药指导、候诊查询等功能。

1. 在线诊疗

目前，新冠肺炎疫情已经进入常态化防控阶段，在线诊疗不受制于诊疗地点和时间，能为患者和医生提供直接在线交流渠道。只需描述病情、上传病历资料图片就可进入咨询页面，通过文字和图片咨询专家。

2. 常见病、慢性病"互联网＋"复诊服务

提供常见病、慢性病"互联网＋"复诊服务。符合医保政策的相关费用可被纳入医保基金支付范围。

3. 处方共享

电子处方平台将互联网医院、医院信息系统、药店和患者的数据对接，可凭借医生开具的电子处方，提供给药师在线审方，或共享至药店进行处方调配、核对、药品发放或配送、用药指导等。慢性病患者无须到院就诊，即可完成取药。

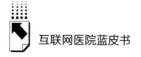

4. 电子就诊卡

无须实体卡即可就医。电子就诊卡避免了初诊患者就诊线下排队建卡的环节。目前已实现电子就诊卡全流程就医。

5. AI 导诊

AI 引擎可根据患者的主诉、症状进行智能判断，精准匹配科室和医生，缓解导医压力，解决看病该挂哪个科的问题。

6. 智能预问诊

提前收集病症，在医生接诊前采集更丰富的病症信息，智能生成规范的电子病历，缩短问诊时间，提高门诊效率。

7. 候诊提醒

可在手机端查询候诊秩序，凭手机推送的消息进入二次候诊区，保持一人一诊室，有利于疫情防控。

8. 移动支付

医生诊间开具医嘱即可使用手机完成支付，可大大减少患者在窗口、自助机排队时间，同时可便捷查询缴费明细等。

9. AI 用药指导

根据处方，指导合理用药时间和给药方式、提供药物合用间隔、展示常见不良反应及应对策略，辅助药师指导患者正确用药，解答常见用药等问题，同时支持药师在线诊疗服务，有效解决患者用药困惑。

10. 报告查询

患者可通过手机端查询医生开具的检查、化验等情况，查看结果。其中，"云胶片"能通过手机扫描码轻松读取影像电子胶片信息。

11. 分时段预约挂号

患者可以根据自己的时间自行预约各个时段的号源，按照预约时间到院就诊，预约时间可精确到半小时，减少院内就诊环节，有效分流患者。

12. 在线流行病学筛查

可进行在线流行病学筛查，同时还可根据筛查结果自动生成健康码。患者到院后，出示健康码即可快速进行预检分诊。且筛查结果与医生工作站、发热门诊等就诊环节信息系统互联互通，贯穿患者在院就医全流程。

13. 入院办理

医生在门诊开具住院通知单后，病房护士预约床位后可推送消息给患者，患者绑卡后即可在手机端完善住院患者个人信息、登记住院、预交押金，三步即可轻松办理住院。

14. 在线住院押金补缴

通过手机可随时查看押金余额，当余额不足时，系统会向患者自动推送提醒消息。押金补缴完成后，自动生成凭证电子版，方便患者保存及在退款时使用。

15. 出院结算

医务人员在系统做出院操作后，系统会自动向患者发送提醒信息，患者即可在手机端核对账单后进行出院结算操作。

16. 病例复印申请、邮寄

患者能够在网上预约复印病案（提交复印申请—选择复印用途—上传信息—微信支付），并邮寄到家，患者无须到医院，避免舟车劳顿。

17. 出院带药配送

临床医生在医生工作站开具出院带药医嘱，患者结算完成后形成电子处方，系统向患者推送消息，患者或家属填写配送地址，药品配送部门或机构当天即可完成配送。

18. 预约停车

患者在互联网医院成功绑定就诊卡，办理入院/出院手续后，可预约车辆进入医院及临时停放的时间段，系统会根据患者预约输入的车牌号自动识别放行。

19. 患者及陪护人门禁

患者绑定就诊卡后，系统会自动获取患者的姓名、科室、住院号等基本信息，生成二维码，其可凭二维码进入住院部相应区域。家属或者陪护人关注互联网医院公众号并填写住院患者信息后，系统允许绑定1名陪护人并获得相应区域的门禁权限。

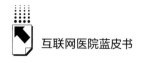

（四）西安交通大学第一附属医院互联网医院

2020 年，通过智慧好医院，西安交大一附院在降本增效的同时，充分融合线上线下诊疗业务，提供预约挂号、视频问诊、健康档案查询、药品配送到家及在线随访等多种医疗和扩展服务，增加了医疗服务供给量，极大简化了患者的就医流程，改善了患者的就医体验。

1. 简化流程，降低成本

通过智慧好医院，患者在手机上便可享受预约挂号、视频问诊、健康档案查询、药品配送到家及在线随访等多种医疗和扩展服务。全互联网化的就医流程，大大节约了线下就医的时间成本和交通住宿费用，简化、消除了传统医疗中一些不必要的辅助环节和中间环节，使医疗服务回归本质。

据统计，西安交大一附院 2020 年通过智慧好医院 App 为 73% 的门诊患者以及 85% 的住院患者提供了服务。其中，通过视频问诊、在线咨询、方便门诊功能，提供线上诊疗超 30 万人次；完成送药到家 146407 单。在其2020 年服务的患者中，省外患者占比近 23%，其中包括山西、甘肃、河南、西藏、湖北、上海、北京等地区，累计为患者节省了超过 1.1 亿公里的路程时间，其中最远患者来自距离医院 3600 多公里的新疆阿克陶镇。

2. 实现数据互联互通，全面上线医保在线支付功能

2020 年 5 月 14 日，医保在线支付功能在西安交大一附院互联网医疗平台上线，省医保患者可通过智慧好医院 App 绑定医保卡信息，进行检查、检验、药品续方的缴费等，陕西省首次实现了省医保个人账户在互联网医院进行在线支付，不仅解决了省医保患者因缴费和报销而来回奔波、排队之苦，节省了患者就诊时间，也为互联网医疗行业带来了示范效应。

3. 线上抗疫，充分发挥互联网诊疗优势

新冠肺炎疫情防控时期，西安交大一附院互联网医院在保障民生、协调配置医疗资源等方面发挥了重要作用。为了有效减少患者集中就医存在的交叉感染风险，做好疫情防控工作，2020 年 1 月 27 日，西安交大第一附属医院开展了新型冠状病毒肺炎感染防治流程在线培训和发热门诊免费线上咨

询，并由多名专家针对新冠肺炎进行实时答疑。

通过智慧好医院 App，患者不必到院就可以进行医疗咨询，大大减轻了医院发热门诊的压力，有效降低了交叉感染的风险，据统计，2020 年初，新冠肺炎疫情防控时期线上免费发热问诊和咨询量达 14512 次。

4. 平衡医疗资源分布，推进"互联网＋医疗健康"的公益实践

2020 年 12 月，西安交大一附院互联网医院甘南分院正式上线，通过智慧好医院 App，西安交大一附院将优质医疗服务下沉，突破区域限制，对甘南州进行体系化的医疗援助，提升了医疗服务的有效性和畅通性，为边远地区患者提供了便捷的均质化医疗服务，甘南人民在手机上即可享受到"家门口"的优质医疗服务。

西安交大一附院互联网医院甘南分院根据甘南地区患者高发疾病和诊疗薄弱环节，重点对部分常见病及慢性病提供线上专家支持服务。目前已开通送药到家及包含心内科、消化科、内分泌科、肾内科、儿科、妇产科等数十个科室的在线咨询服务，患者根据医生开具的电子处方在线选购所需的药品，只需按照流程支付药品费用，并选择送药到家，专业的物流会第一时间把药品安全准确地送到患者的手上。

综上所述，西安交通大学第一附属医院互联网医院存在在线医疗服务量大、医保可在线支付、甘南分院建设等亮点，但还存在较大完善空间。如目前医保在线支付仅支持省医保患者个人账户，对于省医保之外的患者，医保统筹基金还未涉及。互联网医院的设计初衷，应该是打破地理空间限制，无障碍地为全国居民提供医疗服务。此处互联网医院在甘南地区建立分院的做法，可能是考虑到医保报销的本地化限制，这还有待进一步研究，通过制度层面设计，进一步理顺互联网医院各流程环节，使其简约化而不是复杂化。

Abstract

This report is the 2020 analysis report of the "Internet Hospital" project group of the Institute of Medical Information of the Chinese Academy of Medical Sciences. It was written by experts from research institutions, university scholars, national government researchers and representatives of the Internet medical industry organized by the Institute of Medical Information of the Chinese Academy of Medical Sciences.

This report focuses on the analysis of the development history of Internet hospitals inChina and the development status, operating models, problems and development trends of Internet hospitals in 2020. The report believes that the epidemic of the COVID – 19 has brought important development opportunities to the development of Internet hospitals. The number of Internet hospitals at all levels and types has grown rapidly, and it is characterized by a relatively large proportion of single Internet hospitals and Internet hospitals in the eastern region. All provinces actively promulgated policies to encourage Internet hospitals to carry out Internet consultation and Internet prescription services, and include reasonable Internet diagnosis and treatment projects into the scope of medical insurance payment. It can be said that on the basis of ensuring the reduction of crowd gathering and personnel contact, Internet hospitals provide an important means to support the people's necessary medical needs. The report also pointed out that the current development of Internet hospitals is also facing many problems and challenges. Internet hospitals have problems such as unbalanced development between regions and hospitals, and the single business model. The integration of online and offline services is also insufficient. The patient utilization rate is still at a low level. As the prevention and control of the new crown epidemic enters the post – COVID – 19 era, the development of Internet hospitals should move towards a scientific development path of "systematic planning, demand-oriented, innovation-driven and multi-integration", with the goal of contributing to the national strategy of "Healthy China 2030". And as an important tool, it will become an organic carrier for promoting hierarchical diagnosis and treatment, optimizing the allocation of medical resources, and improving the whole process and full cycle health management. Regarding the development prospects of Internet hospitals, this report believes that Internet hospitals, as a carrier and new infrastructure for the development of Internet medical service-related businesses, have played a key role in the development of the online medical service market, whether in terms of policy orientation or patient needs. However, from the perspective of national policies, the direction of relying on physical medical institutions will not change in the short term, and the supervision of Internet hospitals will be more comprehensive and strict. Internet hospitals should pay attention to the connection and integration of online and offline services, break down the barriers to online and offline services, and take advantage of the efficiency, convenience, and individualization of Internet hospitals compared with traditional hospital service models. From the perspective of meeting the needs of patients for medical treatment and providing more convenient services, Internet hospitals can open up more diversified development paths.

Keywords: Internet Hospital; Internet + Health Care; Healthy China

Contents

I   General Report

Abstract: The CPC and the government have been attaching great importance to the development of Internet + Health Care since 2014, and have promulgated a number of policies to promote and standardize the development of Internet + Health Care, thus providing a better environment for the development of Internet hospitals. With the outbreak of COVID − 19, people's demand for Internet medical care has increased significantly. The health care administration department encourages medical institutions to provide medical services to patients through the Internet. The medical insurance department has also incorporated some Internet treatment projects into the coverage of medical insurance; the development of Internet hospitals is gaining momentum; the size of Internet hospitals is expanding significantly; the service mode has been established initially, playing an important role in meeting the actual needs of patients. Under the post-COVID −19 era, the development of Internet hospitals is affected by both supply and demand, and still faces relatively high risks; the imbalanced and one-sided development mode is under urgent improvement. We should further improve the policies on Internet hospitals, clarify the development orientation of different types of Internet hospitals, build mature and stable development mode of Internet hospitals, and improve the overall performance of medical and health systems by means of the rational and standardized development of Internet hospitals.

Keywords: Internet Hospital; Internet + Health Care; Medical and Health Systems

II   Special Reports

B.2   Legal Administration and Functioning of Internet Hospital

Yanlin Cao, Yang Liu, Fei Jia, Ling Bai and Shihong Zhang / 041

Abstract: As an emerging thing, the development of internet hospital has being affected by many factors. This report sorts out the laws, regulations, rules, and policies related to the administration, and functioning of internet hospital. It analyzes the impact of laws and policies on the development of internet hospital at national level, which from practice, supervision, medical insurance, medical products administration, and risk management. It can be concluded from the review of laws and regulations that the Internet hospital is a comprehensive concept, which integrates the attributes of the internet and medical institution. Compared with the supervision of traditional medical institution, the supervision of access to Internet hospital is more stringent. In addition to the legal system related to hospital management, it mainly relies on soft laws such as policy, documents and standards to regulate the development of Internet hospital at this stage. Also, this report selects typical cases in Beijing, Yinchuan, Shandong and Sichuan Province. It explains the active attempts of local government on legal administration and functioning of internet hospital. Also, it puts forward the current problems and future prospects in the construction of the internet hospital legal system.

Keywords: Internet Hospital; Law Regulations; Policy Norms; Institutional Improvement

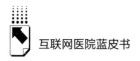

B.3　The Service Model and Effect of Internet Hospitals

Chengyu Ma，Minjiang Guo，Qiankun Liu and Shan Zhang / 062

Abstract：The Internet hospitals can divided into three modes，online services provided by brick-and-mortar hospitals mode，online-to-offline service mode，and doctor-community-platform mode respectively. Online health services are provided by the internet hospitals，such as online consultations，online prescriptions，drug delivery，and health management，etc. Online health services provided by internet hospitals have affected the behavior of physicians and patients. On the one hand，it has a positive impact on alleviating the asymmetry of doctor-patient information and changing patients' medical behaviors；on the other hand，it has promoted doctors' knowledge contributions，enhanced doctor-patient interaction and constructed the role of doctors' collaborative work model. The effects of the online treatment services could be evaluated from the perspectives of service quality，accessibility，responsiveness，and health economics. The quality of online services could be evaluated from acceptability，effectiveness，suitability，continuity and safety.

Keywords：Internet Hospital；Service Model；Service Content；Doctor-Patient Behavior；Service Quality Evaluation

B.4　Health Insurance Payment and Management Mechanism for

　　　 Internet Hospitals　　　　　　　　　　　　　　　 *Lanting Lv / 080*

Abstract：Many critical issues are raised：standards of basic health insurance designated internet hospitals seem to be set higher than necessary based on feedbacks from hospital managers，definitions of "return visits" that are allowed to receive internet healthcare services were too tight，payment mechanisms need to be updated more actively，set service fees fail to distinguish different levels of expertise of clinicians at service. Delivery of medicine prescribed during internet medical services fails to show convenience. Based on the findings, we believe that management of contracts between internet hospitals and patents (with national health insurances) and that the methodologies behind the appearances were discussed. Finally, all health insurance payments are much lower that expected.

Keywords: Internet-based Hospitals; Health Insurance Payment; Health Insurance System

B.5　Drug Supply and Guarantee in Internet Hospitals

Xiaotong Jiang, Mengyuan Fu, Xiaodong Guan and Jiajun Qiao / 094

Abstract: Medicines are an important carrier for hospitals to provide diagnosis and treatment services. With the vigorous development of Internet hospitals, the matching drug supply model has gradually changed from the "prescription hospital circulation-offline medicine" model to "prescription online circulation-drug delivery". In order to understand the development status of this model, the research focuses on the policy background, scope of supply, supply process, mode and other aspects of drug supply in Internet hospitals. It also analyzes and explores the main issues involved in the current drug supply of Internet hospitals, including the low actual circulation rate of prescriptions, and the possibility of induced drug purchase and benefit transfer in enterprise-led platform-type Internet hospitals. It is recommended to improve the drug supply and guarantee capabilities of Internet hospitals through measures such as improving the relevant legal system and standardizing industry standards.

Keywords: Internet Hospital; Drug Supply Guarantee; Prescription Outflow; Online Sale/Distribution of Prescription Drugs

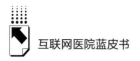

B.6 Industry Support and Practice Report for the Development
of Internet Hospitals

Ping An Health, Tencent and WeDoctor Group / 110

Abstract: The development of Internet hospitals is inseparable from the
support of the Internet medical industry. In the practice of Internet hospital
construction, the Internet medical industry relies on its advantages in systems,
resources, and technology to participate in the construction of Internet hospitals
through various channels and forms. By applying big data, artificial intelligence and
other technologies to the Internet hospital scene, the Internet medical industry uses
the attributes and characteristics of the Internet to break through geographical
restrictions, connect all participants in the medical and health field, and
reconstruct the offline medical and health service process. At the same time, it also
uses online services to optimize and improve hospital management methods to
improve the patient experience. This report introduces the practices of the Internet
medical industry in assisting the development and construction of Internet hospitals
from four aspects: Internet hospital construction, medical insurance e-voucher,
medical insurance smart review and chronic disease management.

Keywords: Internet Hospital; Third-Party Platforms; Chronic Disease
Management; Medical Insurance Supervision; Industry Support

Ⅲ Case Reports

B.7 2020 Report on the mode of Internet Hospitals in Yinchuan

Institute of Medical Information, Chinese Academy of Medical
Sciences. Yinchuan Municipal Health Commission / 145

Abstract: This report sorts out nineteen supporting policies since the
exploration of the "Internet + medical and health" Yinchuan model since
2016. From the three dimensions of guidance, supervision and payment, combined

with the time of policy introduction, to observe the formation of its institutional system path. Summarizing and analyzing Yinchuan's development model of Internet hospitals based on local conditions, its characteristics are that policies are first tested; the platform Internet hospitals are the mainstay to attract high-quality resources to sink; the promotion of Internet hospital medical insurance and empowerment of grassroots, improve the quality of grassroots services, and provide benefits to Internet hospitals everywhere. The development of it is of reference significance.

Keywords: Internet Hospital; Internet Medicine; Medical Insurance Payment

B.8   2020 Report on Service Platform Mode of Regional Internet Hospitals in Fuzhou

Institute of Medical Information, Chinese Academy of Medical

Sciences. Fuzhou Municipal Health Commission / 162

Abstract: The Fuzhou regional internet hospital service platform is based on Fuzhou health medical big data, and takes "Rongyitong" platform as the entrance, which realizes unified payment by many hospitals. The platform plans to access 37 hospitals in cities and counties, provincial hospitals in need, 174 township health centers and community health service centers in the region, and provide users with five major services, such as online diagnosis and treatment, prescription circulation, health management services, internet hospital background management and internet hospital supervision, by means of "one platform, unified portal and unified service". By the end of 2020, the number of registered users of Fuzhou regional Internet hospital service platform exceeded 40000, and the number of inquiries exceeded 20000, which effectively improved the problem of "three long and one short" visits in hospitals in the region, reduced the burden on patients and promoted the formation of a good doctor-patient relationship.

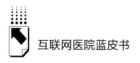
Keywords: Digital Economy; Regional Internet Hospital Service Platform; Unified Payment

Ⅳ   Regional Reports

B.9   2020 Report on the Development of Internet Hospitals in
      Eastern China

Institute of Medical Information, Chinese Academy of

Medical Sciences / 180

Abstract: The eastern region held natural advantages of developing economy, technologies developed and human resources growing. There were 725 internet hospitals in the eastern region, far beyond the middle and western regions. And the hospitals were distributed relatively evenly in the eastern region, both urban and rural areas holding internet hospitals. Different from other regions where internet hospitals were mainly tertiary hospitals, secondary hospitals also make up for a major part of internet hospitals in Zhejiang and Shandong province. On the other hand, services that internet hospitals provide in eastern region shows a variety of diversity, including online consultation, online pharmacist clinic, online nursing clinic, 5G mobile Internet first aid. In general, internet hospitals in the eastern region gradually shows a tendecy of coordination, and interprises such as Ali Health and Micro Medical also peomoted development of internet hospitals. Neverthless, unsatisfactory service rate, unclear function of primary internet hospital and non-uniform management system still prohibited development of internet hospitals at this stage. But with rational planning and management under relative departments, internet hospitals in the eastern region expected a bright future.

Keywords: Eastern Region; Internet Hospital; Regional Coordination

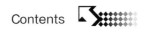

B.10 2020 Report on the Development of Internet Hospitals in
Central China

Institute of Medical Information, *Chinese Academy of*
Medical Sciences / 194

Abstract: The level of economic development, medical technology, and talent gathering in the central region of China lies between the eastern and western regions. The number of Internet hospitals in the central region is much lower than that in the eastern region. They are mainly concentrated in the two provinces of Hunan and Hubei, mainly in public tertiary general hospitals in provincial capitals. Most of the Internet hospitals provide services such as consultations, follow-up visits for common and chronic diseases, drug purchase, and registration. The development of Internet hospitals in the central region still has problems such as insufficient information sharing and security, imperfect service prices and medical insurance payments, a small number of regional Internet hospitals and specialist Internet hospitals, and lack of uniform online and offline practice requirements for doctors.

Keywords: Central Region; Internet Hospital; Information Sharing

B.11 2020 Report on the Development of Internet Hospitals in
Western China

Institute of Medical Information, *Chinese Academy of*
Medical Sciences / 206

Abstract: The western region of China has the characteristics of low density of health resources, low utilization of services and inconvenient medical treatment. Compared with the central and eastern regions, the western regions have sufficient health resources per unit population and insufficient health resources per unit area, so developing Internet Hospitals is very important to improve the

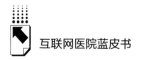

utilization efficiency of health resources and the accessibility of medical treatment for the masses. In terms of construction progress, the western region lags behind the central and eastern regions except Ningxia Autonomous Region. There are also some problems in the process of construction, such as the policy support of medical insurance for Internet hospitals, the proficiency of residents in the western region in the operation of Internet diagnosis and treatment, and the lack of operation ability of Internet hospitals.

Keywords: Western Region; Internet Hospital; Health Resources

社会科学文献出版社

皮书

智库报告的主要形式
同一主题智库报告的聚合

❖ 皮书定义 ❖

皮书是对中国与世界发展状况和热点问题进行年度监测，以专业的角度、专家的视野和实证研究方法，针对某一领域或区域现状与发展态势展开分析和预测，具备前沿性、原创性、实证性、连续性、时效性等特点的公开出版物，由一系列权威研究报告组成。

❖ 皮书作者 ❖

皮书系列报告作者以国内外一流研究机构、知名高校等重点智库的研究人员为主，多为相关领域一流专家学者，他们的观点代表了当下学界对中国与世界的现实和未来最高水平的解读与分析。截至2021年，皮书研创机构有近千家，报告作者累计超过7万人。

❖ 皮书荣誉 ❖

皮书系列已成为社会科学文献出版社的著名图书品牌和中国社会科学院的知名学术品牌。2016年皮书系列正式列入"十三五"国家重点出版规划项目；2013~2021年，重点皮书列入中国社会科学院承担的国家哲学社会科学创新工程项目。

权威报告·一手数据·特色资源

皮书数据库
ANNUAL REPORT(YEARBOOK) DATABASE

分析解读当下中国发展变迁的高端智库平台

所获荣誉

- 2019年，入围国家新闻出版署数字出版精品遴选推荐计划项目
- 2016年，入选"'十三五'国家重点电子出版物出版规划骨干工程"
- 2015年，荣获"搜索中国正能量 点赞2015""创新中国科技创新奖"
- 2013年，荣获"中国出版政府奖·网络出版物奖"提名奖
- 连续多年荣获中国数字出版博览会"数字出版·优秀品牌"奖

成为会员

通过网址www.pishu.com.cn访问皮书数据库网站或下载皮书数据库APP，进行手机号码验证或邮箱验证即可成为皮书数据库会员。

会员福利

- 已注册用户购书后可免费获赠100元皮书数据库充值卡。刮开充值卡涂层获取充值密码，登录并进入"会员中心"—"在线充值"—"充值卡充值"，充值成功即可购买和查看数据库内容。
- 会员福利最终解释权归社会科学文献出版社所有。

社会科学文献出版社 皮书系列
SOCIAL SCIENCES ACADEMIC PRESS (CHINA)
卡号：378497317383
密码：

数据库服务热线：400-008-6695
数据库服务QQ：2475522410
数据库服务邮箱：database@ssap.cn
图书销售热线：010-59367070/7028
图书服务QQ：1265056568
图书服务邮箱：duzhe@ssap.cn

基本子库
SUB DATABASE

中国社会发展数据库（下设 12 个子库）

整合国内外中国社会发展研究成果，汇聚独家统计数据、深度分析报告，涉及社会、人口、政治、教育、法律等 12 个领域，为了解中国社会发展动态、跟踪社会核心热点、分析社会发展趋势提供一站式资源搜索和数据服务。

中国经济发展数据库（下设 12 个子库）

围绕国内外中国经济发展主题研究报告、学术资讯、基础数据等资料构建，内容涵盖宏观经济、农业经济、工业经济、产业经济等 12 个重点经济领域，为实时掌控经济运行态势、把握经济发展规律、洞察经济形势、进行经济决策提供参考和依据。

中国行业发展数据库（下设 17 个子库）

以中国国民经济行业分类为依据，覆盖金融业、旅游、医疗卫生、交通运输、能源矿产等 100 多个行业，跟踪分析国民经济相关行业市场运行状况和政策导向，汇集行业发展前沿资讯，为投资、从业及各种经济决策提供理论基础和实践指导。

中国区域发展数据库（下设 6 个子库）

对中国特定区域内的经济、社会、文化等领域现状与发展情况进行深度分析和预测，研究层级至县及县以下行政区，涉及省份、区域经济体、城市、农村等不同维度，为地方经济社会宏观态势研究、发展经验研究、案例分析提供数据服务。

中国文化传媒数据库（下设 18 个子库）

汇聚文化传媒领域专家观点、热点资讯，梳理国内外中国文化发展相关学术研究成果、一手统计数据，涵盖文化产业、新闻传播、电影娱乐、文学艺术、群众文化等 18 个重点研究领域。为文化传媒研究提供相关数据、研究报告和综合分析服务。

世界经济与国际关系数据库（下设 6 个子库）

立足"皮书系列"世界经济、国际关系相关学术资源，整合世界经济、国际政治、世界文化与科技、全球性问题、国际组织与国际法、区域研究 6 大领域研究成果，为世界经济与国际关系研究提供全方位数据分析，为决策和形势研判提供参考。

法律声明

"皮书系列"（含蓝皮书、绿皮书、黄皮书）之品牌由社会科学文献出版社最早使用并持续至今，现已被中国图书市场所熟知。"皮书系列"的相关商标已在中华人民共和国国家工商行政管理总局商标局注册，如LOGO（ ▧ ）、皮书、Pishu、经济蓝皮书、社会蓝皮书等。"皮书系列"图书的注册商标专用权及封面设计、版式设计的著作权均为社会科学文献出版社所有。未经社会科学文献出版社书面授权许可，任何使用与"皮书系列"图书注册商标、封面设计、版式设计相同或者近似的文字、图形或其组合的行为均系侵权行为。

经作者授权，本书的专有出版权及信息网络传播权等为社会科学文献出版社享有。未经社会科学文献出版社书面授权许可，任何就本书内容的复制、发行或以数字形式进行网络传播的行为均系侵权行为。

社会科学文献出版社将通过法律途径追究上述侵权行为的法律责任，维护自身合法权益。

欢迎社会各界人士对侵犯社会科学文献出版社上述权利的侵权行为进行举报。电话：010-59367121，电子邮箱：fawubu@ssap.cn。

社会科学文献出版社